日本転倒予防学会認定 転倒予防指導士 公式テキストQ&A

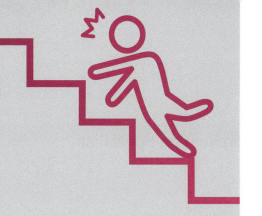

編著
武藤 芳照　東京大学名誉教授・日本転倒予防学会理事長
奥泉 宏康　長野県東御市立みまき温泉診療所所長
北湯口 純　島根県雲南市立身体教育医学研究所うんなん主任研究員

日本転倒予防学会　監修

株式会社 新興医学出版社

Textbook Q & A for Certified Fall Prevention Specialist

Supervised by
The Japanese Society for Fall Prevention

©First edition, 2017 published by
SHINKOH IGAKU SHUPPAN CO., LTD., TOKYO.
Printed & bound in Japan

編集・執筆者一覧

▶編集

武藤　芳照	東京大学名誉教授・日本転倒予防学会 理事長
奥泉　宏康	長野県東御市立みまき温泉診療所 所長
北湯口　純	島根県雲南市立身体教育医学研究所うんなん 主任研究員（健康運動指導士）

▶執筆者（執筆順）

武藤　芳照	日体大総合研究所 所長・東京大学名誉教授・日本転倒予防学会 理事長
金子　えり子	前・日体大総合研究所・スポーツ・コンプライアンス教育振興機構事務局 総務部長
太田（福島）美穂	fクリニックさっぽろ 副院長・水と健康スポーツ医学研究所 理事長
大高　洋平	藤田保健衛生大学医学部リハビリテーション医学I講座 准教授
萩野　浩	鳥取大学医学部保健学科 教授・鳥取大学医学部附属病院リハビリテーション部 部長
鮫島　直之	国家公務員共済組合連合会東京共済病院 脳神経外科 正常圧水頭症センター 副部長
立川　厚太郎	社会福祉法人新潟県身体障害者団体連合会 理事長・医療法人立川メディカルセンター悠遊健康村病院整形外科 主任医長
上内　哲男	JCHO東京山手メディカルセンターリハビリテーション部 副理学療法士長
北湯口　純	島根県雲南市立身体教育医学研究所うんなん 主任研究員（健康運動指導士）
奥泉　宏康	長野県東御市立みまき温泉診療所 所長
饗場　郁子	独立行政法人国立病院機構東名古屋病院神経内科 医長／リハビリテーション部長
荒木　厚	東京都健康長寿医療センター糖尿病・代謝・内分泌内科 内科　総括部長
赤倉　功一郎	JCHO東京新宿メディカルセンター 副院長／泌尿器科 部長
大谷　道輝	公益財団法人佐々木研究所付属杏雲堂病院 診療技術部長
平　俊浩	福山市民病院精神科・精神腫瘍科 科長
鈴木　隆雄	桜美林大学大学院 教授／老年学総合研究所 所長
山田　実	筑波大学人間系 准教授
鈴木　みずえ	浜松医科大学臨床看護学講座 教授・日本転倒予防学会 副理事長
梅原　里実	高崎健康福祉大学看護実践開発センター 認定看護師教育課程専任教員
征矢野　あや子	佐久大学看護学部 教授
杉山　良子	パラマウントベッド株式会社技術開発本部主席研究員（看護師）
川村　治子	杏林大学保健学部 教授
村井　敦子	独立行政法人国立病院機構東名古屋病院看護部（看護師）
望月　浩一郎	虎ノ門協同法律事務所（弁護士）
小松　泰喜	日本大学スポーツ科学部 教授
安藤　拓真	医療法人社団土合会介護老人保健施設シオンリハビリテーション部（理学療法士）
三谷　健	医療法人社団土合会渡辺病院リハビリテーション部（理学療法士）
岡田　真平	公益財団法人身体教育医学研究所 所長（健康運動指導士）
佐藤　公治	名古屋第二赤十字病院 副院長／脊椎脊髄外科・NPO名古屋整形外科地域医療連携支援センター 理事長
山本　智章	医療法人愛広会新潟リハビリテーション病院 院長
安田　彩	日本大学病院リハビリテーション室（作業療法士）

山本　創太	芝浦工業大学工学部機械機能工学科 教授
原田　敦	国立研究開発法人国立長寿医療研究センター 病院長
上岡　洋晴	東京農業大学大学院農学研究科環境共生学専攻 教授
佐竹　昭介	国立研究開発法人国立長寿医療研究センターフレイル研究部フレイル予防医学研究室 室長
荒井　秀典	国立研究開発法人国立長寿医療研究センター 副院長／老年学・社会科学研究センター センター長
山田　有希子	JCHO東京新宿メディカルセンター図書室（司書）
甲斐　美和子	日本転倒予防学会事務局 事務局長
髙橋　いずみ	日本転倒予防学会事務局

序　文

　日本転倒予防学会は、転倒予防医学研究会の運営10年の活動実績を基盤にして、2014年4月に発足しました。研究会時代からの医療、介護・福祉、健康・スポーツ、工学、法学などの多職種連携による融合と創発およびアカデミックかつアットホームの基本理念は保ちつつ、学術組織としての質を保ち高め、さらにその幅を広げ深めていこうという目標を掲げて、さまざまな取り組みを続けています。

　研究会時代の名称のなかにあった医学の「医」の文字を省いたのは、転倒予防にかかわる医学・医療の分野・領域における研究活動などは、当然継続・発展させる、それと共に「医」の文字が含まれていることにより、医学・医療の専門集団のみの学術組織と捉えられるのではなく、もっと幅広く転倒予防を社会全体の課題の一つとして取り組むべき姿勢を明確にしたかったからです。

　日本転倒予防学会の主要事業は、第1に転倒予防にかかわる研究活動の推進です。第2は転倒予防の教育・社会啓発活動です。とりわけ研究会時代より後者の事業を意図的に重視し、実績・工夫を積み上げてきました。「転倒予防指導士」(登録商標)の人材育成は、その教育・社会啓発事業の中核を成すものです。転倒予防指導士は、全国の医療機関、介護保険施設、地域社会など、さまざまな場面での転倒の実態とそれに即応した対策の企画・立案と実践主体者として活動し、広くそして長くわが国の転倒予防活動が継続、拡充する担い手となることが期待されています。

　これまで行われてきた「転倒予防指導士講習会」はそうした目標の下に、各専門家が創意工夫して講義・指導を行ってきました。実は、講師同士が他の講師の講義や指導内容に直に接することにより、誠に効率のよい勉強・研修になっていたほど、質の高いプログラムでした。

　今般、それらの実績と創意工夫の講義・指導内容をテキストの形式で組み上げ、実践的なQ＆Aの方式で構成して本書が発刊できたことを　理事長として喜ぶと共に、短期間で集中的に執筆いただいた執筆陣に感謝いたします。また、企画段階より全面的に協力していただき、制約の多いなか、本書上梓にまでこぎつけていただいた株式会社新興医学出版社の林峰子社長と編集部の中方欣美さんに御礼申し上げます。

　「十年樹木　百年樹人」といいます。「1年で実りを得るならば穀物を育て、十年で実りを得るならば樹を植える、百年で実りを得るならばよき人材を育成する」の意の通り、日本転倒予防学会の「樹人」に向けて、本書が社会に役立てられることを切に希望しています。

　2017年6月

日本転倒予防学会理事長／東京大学名誉教授
武藤　芳照

目次

序文 5

講義1　[POINT] 転倒予防の基本理念と展望 8
　Q1-1. 転倒予防の基本理念とは？ 9
　Q1-2. 転倒予防における多職種連携とは？ 11
　Q1-3. 避けられる転倒、避けられない転倒とは？ 13
　Q1-4. 転倒予防の将来展望は？ 15

講義2A　[POINT] 転倒予防および転倒予防の現状と課題 17
　Q2-1. 転倒の実態は？ 18
　Q2-2. 転倒予防の介入とその効果は？ 20

講義2B　[POINT] 転倒後の外傷に対する治療とその予後 22
　Q2-3. 転倒による外傷の特徴は？ 23
　Q2-4. 転倒による骨折の実態は？ 25
　Q2-5. 転倒による頭部外傷の実態と特徴は？ 27
　Q2-6. 転倒による外傷の予後は？―死亡率、自立度、ADL障害、QOLなど― 29

講義3A　[POINT] 転倒リスクおよび機能評価 31
　Q3-1. 転倒リスクの質問紙評価法は？ 32
　Q3-2. 転倒リスクの運動機能評価法は？ 34

講義3B　[POINT] 転倒予防の運動療法 36
　Q3-3. 転倒予防のための運動療法とは？ 37
　Q3-4. 日常の活動度と転倒の関係は？ 39
　Q3-5. 運動療法のエビデンスは？ 41

講義4　[POINT] 疾病と転倒予防の関係 43
　Q4-1. 神経疾患と転倒との関係は？ 44
　Q4-2. 特発性正常圧水頭症と転倒との関係は？ 46
　Q4-3. 糖尿病と転倒との関係は？ 48
　Q4-4. 前立腺疾患と転倒との関係は？ 50

講義5　[POINT] 薬剤と転倒予防 52
　Q5-1. 多剤併用と転倒との関係は？ 53
　Q5-2. 睡眠薬と転倒との関係は？ 55

講義6　[POINT] 栄養、ビタミンDと転倒予防 57
　Q6-1. 栄養と転倒の関係は？ 58
　Q6-2. ビタミンDと転倒の関係は？ 60
　Q6-3. サルコペニアと転倒の関係は？ 62

講義7　[POINT] 認知症と転倒 64
　Q7-1. 認知症の特徴と症状は？ 65
　Q7-2. 認知症者の転倒予防対策は？ 67

講義8　[POINT] 転倒・転落リスクアセスメント 69
　Q8-1. 転倒・転落アセスメントシートとは？ 70
　Q8-2. 転倒・転落のインシデント・アクシデント報告とは？ 72
　Q8-3. 転倒予防のためのKYT（危険予知トレーニング）とは？ 74

講義9　[POINT] 病院における転倒予防のポイント 76
- Q9-1. 転倒・転落および損傷発生率の計算の仕方は？ 77
- Q9-2. 病院における転倒・転落の実態は？ 79
- Q9-3. 転倒・転落の発生要因と対策は？ 81
- Q9-4. 入院時の転倒事故に関する説明の仕方は？ 83
- Q9-5. ベッドサイドの環境整備とアラームシステムは？ 85
- Q9-6. 転倒・転落患者を発見したときの対応は？
  - ①頭部外傷のチェックポイントは？ 87
  - ②大腿骨近位部骨折のチェックポイントは？ 89
- Q9-7. 病院における転倒・転落事故に対する法律的責任は？ 91

講義10　[POINT] 介護保険施設の転倒予防対策 93
- Q10-1. 介護保険施設での転倒の実態は？ 94
- Q10-2. 介護保険施設での転倒予防対策は？ 96

講義11　[POINT] 地域社会における転倒予防 98
- Q11-1. 地域社会における転倒の実態と発生要因は？ 99
- Q11-2. 地域社会における転倒予防対策は？ 101
- Q11-3. 大腿骨近位部骨折予防のための地域連携とは？ 103
- Q11-4. 地域社会での二次骨折予防対策は？ 105

講義12　[POINT] 環境要因と転倒との関係 107
- Q12-1. 転倒の環境評価は？ 108
- Q12-2. 転倒予防のための住環境整備とは？ 110

講義13　[POINT] 転倒予防グッズ 112
- Q13-1. 転倒予防グッズの工学は？ 113
- Q13-2. ヒッププロテクターの効果と限界は？ 115

講義14　[POINT] 転倒予防体操 117
- Q14-1. 太極拳を用いたリズム体操の特徴と効果は？ 118
- Q14-2. 二重課題を活用した転倒予防体操とは？ 120

講義15　[POINT] フレイルと転倒 122
- Q15-1. フレイルとは？ 123
- Q15-2. フレイルと転倒との関係は？ 125
- Q15-3. フレイルと転倒予防の対策は？ 127

巻末資料
1. 認定試験過去問チャレンジ 129
2. 転倒予防指導士に必要な統計学の基礎知識 131
3. 転倒予防のための運動プログラム（リズム手合せ） 133
4. 転倒予防指導のためのオススメ書籍 135
5. 転倒予防指導士にかかわる規則と手引き 137

あとがき 138
索引 139
編者プロフィール 143

講義1 POINT：転倒予防の基本理念と展望

武藤　芳照（日体大総合研究所／東京大学名誉教授）

- わが国の高齢者の特徴は、高齢化率が高いことに加えて、高齢化の進展が急速であることである。

- 転倒・転落死は、年間約7,900人あまりであり、交通事故死（年間約5,700人）を上回る状況である。**転倒・転落死は、交通事故死よりも多い。**

- **女性高齢者の要介護の原因の第2位が転倒・転落**であり、転倒予防の重要さは男性高齢者以上と考えるべきである。

- 転倒しやすくなるのは、身体機能全体の衰弱やひずみを象徴しており、**「転倒は命の黄色信号」**とみなされる。

- 内的要因と外的要因とが重なって、結果として転倒という事象が起こり、転倒を原因として頭部外傷・大腿骨骨折などの重篤外傷が発生し、寝たきり・要介護、死亡などに至る結果をきたす。

- 多様な専門家の知識・技術・経験と感性を集約して、転倒予防という社会的課題に取り組まなければならない。**多職種連携**によってこそ、初めて課題解決の道が拓かれる。

- 多職種連携のためには、各スタッフがお互いの言葉を理解し合おうとする意識が大切である。それが成立するような機会と場を設けると共に、**転倒予防の共通言語**として、まず**転倒・転落・墜落などの言葉の定義**を明確にすることが求められる。

- 事例検討会は、多職種のスタッフ間の重要な**連携教育**の機会の場であり、定期的に継続することによりその教育成果は着実に積み上げられ、かつ、転倒予防効果を発揮する。

- 転倒予防の目指すものは、学術的研究と社会啓発活動の推進により、転倒を原因として起こる外傷・障害・寝たきりや要介護状態、死亡事故を低減・予防することである。

講義1

Q1-1
転倒予防の基本理念とは？

武藤　芳照（日体大総合研究所／東京大学名誉教授）
金子　えり子（前・日体大総合研究所）

▶転倒予防はみんなの願いである

　日本人の平均寿命は、戦後着実に伸び続け、今や男性80.79歳、女性87.05歳（2015年）となり、世界最長寿国の一つである（男性：世界第4位、女性：世界第2位）。それと共に、老年人口も増え、高齢化率は26.7%（2015年）と「超高齢社会」（高齢者人口比が21%を超える）となった。わが国の高齢化の特徴は、高齢化率が高いことに加えて、高齢化（7%を超える「高齢化社会」→14%を超える「高齢社会」→「超高齢社会」）の進展が急速であることが挙げられる。

　かつては、現役世代9人で1人の高齢者を支える「胴上げ型」の人口構造であったが、今は、3人で1人の高齢者を支える「騎馬戦型」となり、近い将来には、1人で1人の高齢者を支える「おんぶ型」「肩車型」の人口構造の時代がやってくると予測されている。その未来社会の姿を思い描けば、支えられる高齢者が「元気で長生き」であること、支えるべき現役世代ひいては、いずれ現役世代となるはずの今の子どもたちが、健康であることが大切とわかる。

　わが国の死因順位をみると、第1位悪性新生物、第2位心疾患、第3位肺炎、第4位脳血管疾患、第5位老衰に次いで第6位が不慮の事故である。「予防に勝る治療はない」の言葉通り、各種疾患・障害の予防が重要であることはいうまでもない。

　不慮の事故死の原因は第1位窒息、第2位転倒・転落、第3位溺死・溺水、第4位交通事故の順位である。交通事故死は、1995年当時、年間約15,000件あまりであったが、法律の改正、全国の地域社会全体での交通安全キャンペーンの拡充、学校での交通安全教育の普及など、国・社会全体で防止対策を継続・展開した結果、約20年の間に年間約5,700件（約40%のレベル）にまで減少した。

　一方、転倒・転落死は、この20年で急激な増加現象がみられるわけではないが、次第に増大し、年間約7,900件あまりとなり、2009年以後は交通事故死を上回る状況となっている（図1）。転

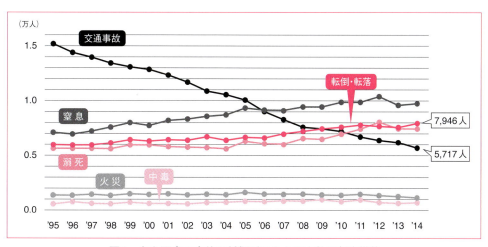

図1　主な不慮の事故の種類別にみた死亡数の年次推移
（厚生労働省人口動態統計より）

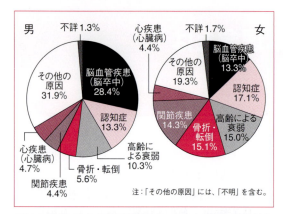

図2　性別にみた介護が必要となった主な原因の構成割合
（厚生労働省：平成25年国民生活基礎調査より）

倒・転落死は、交通事故死よりも多いことを強く認識しなければならない。社会全体で取り組めば、防ぐことができる事故死を確実に減らすことができるはずであり、今や、転倒・転落死の低減は、解決すべき喫緊の社会的課題の一つと捉えるべきである。

また、要介護の原因をみると、第1位脳血管疾患、第2位認知症、第3位高齢による衰弱に次いで第4位骨折・転倒が位置づけられている。男性での原因順位は、この全体順位と変わらないが、女性では、第1位認知症に次いで第2位が骨折・転倒である（図2）。つまり、要介護の課題に対応するにあたって、女性高齢者における転倒予防の重要さは男性高齢者以上と考えるべきである。

健康寿命（寝たきりや要介護状態でなく、日常生活に制限のない自立した期間）は、現在男性71.19年、女性74.21年（2013年）とされている。健康寿命の延伸、つまり「元気に長生き」は、一人ひとりの高齢者、高齢者を抱える家族・地域社会、みんなの願いである。その実現のためにも、転倒予防の意義はきわめて大きいといえる。

以上のように、超高齢社会を迎え、さらなる高齢化の進展が予測されるわが国にとって、転倒予防はきわめて重要な社会的課題の一つなのである。

▶転倒は"命の黄色信号"

転倒は、人類が永い進化の過程で獲得してきた直立二足歩行をしっかりとできないほど、身体機能（運動機能、感覚機能、高次脳機能）が衰弱、あるいはひずみをきたした結果起こると捉えることができる。

四足歩行動物であるイヌ、ネコ、ウマ、ライオンなどでは、転倒することは自ら食糧を得ることができないほど体が衰弱したことを意味しており、命を永らえることができなくなったことを表している。転倒しやすくなった四足歩行動物は、間もなく死を迎えるのが、動物世界の真理である。

その真理は、人間においても当てはまり、転倒しやすくなることは、身体機能全体の衰弱やひずみを象徴しており、「転倒は命の黄色信号」とみなされる。

転倒を契機として死に至るのは、
①転倒により頭部外傷（頭蓋内出血・脳挫傷など）をきたし、それが直接的原因となって死に至る例
②転倒が原因となり大腿骨近位部骨折などを起こしたため、急速に身体機能が悪化して、寝たきり・要介護状態をきたし、ひいては死に至る例
③転倒による骨折などの外傷のため、転倒恐怖感を強く抱いたり、転倒後症候群をきたし、家に閉じこもりがちになって、急速に廃用症候群を招き、ついには死に至る例
④もともと抱えていた未病が転倒を契機に顕在化したり、すでに罹患していた疾患・障害が転倒により悪化したり、新たな合併症が生まれたりして、その結果、死に至る例
などが考えられる。

転倒を直接的原因として死に至る例もある一方、転倒するほど体の状態が悪くなっていた結果、転倒を引き起こし、死に至る例もあることを理解しておくことが大切である。

参考文献
i) 武藤芳照：転倒予防—転ばぬ先の杖と知恵. 岩波書店, 2013
ii) 武藤芳照, 他 編：転倒予防白書2016. 日本医事新報社, 2016
iii) 武藤芳照, 他 編著：多職種で取り組む転倒予防チームはこう作る！新興医学出版社, 2016

講義1

Q1-2
転倒予防における多職種連携とは？

武藤　芳照（日体大総合研究所/東京大学名誉教授）
太田（福島）　美穂（fクリニックさっぽろ）

▶転倒予防には多様な人々が関与する

　高齢者の転倒事故の場面は、主に3つある。第1が医療場面（通院・入院高齢者）、第2が介護・福祉場面（施設入居・通所高齢者）、第3が地域社会の場面（地域在住高齢者）である。それぞれの場面で起こる転倒には原因があり、外傷、寝たきり・要介護、死という結果がある。

　図[1]には、内的要因と外的要因とが重なって、結果として転倒という事象が起こること、転倒を原因として頭部外傷、大腿骨骨折などの重篤外傷が発生し、寝たきり・要介護、死亡などに至る結果をきたすことを示している。

　医療場面、介護・福祉場面、地域社会の場面のいずれにおいても転倒事象は起こり得る。また、その場面には各種専門家（医療従事者、介護・福祉従事者、建設・交通・各種商業施設関係者など）および一般市民と、実に数多くの多様な人々が直接的・間接的にかかわっている。

　したがって、そうした多様な人々の知識・技術・経験と感性を集約して、転倒予防という大きくて深い社会的課題に取り組まなければならない。多職種連携によってこそ、初めて課題解決の道が拓かれるはずである。

▶共通言語が重要である

　多職種の専門家が日常的に共に業務に従事している医療や介護・福祉の現場での悩みの一つは、「言葉がわからない」「言葉が通じない」というものである。

　こうした現場の状況が改善されないまま放置されていると、スタッフ間の相互のコミュニケーション不全を生み、業務上の不適切な判断と行動をもたらし、結果として重大事故を招いたり、同様の転倒事故を繰り返すという事態が生まれてしまう。

　まずは、一人ひとりの言語、専門性、教育背景が違うという認識を持ち、お互いの言葉を理解し合おうとする意識を大切にし、それが成立するような機会と場を設けることが必要である。

　転倒予防の共通言語として、転倒・転落・墜落などの言葉の定義を明確にしておくことが求められる。表1には、東京消防庁のそれらの言葉の定

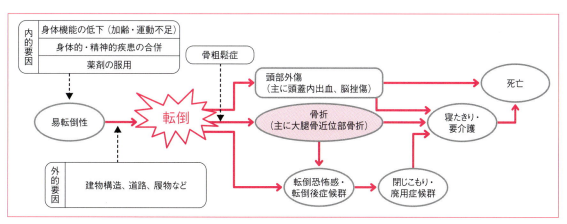

図　結果としての転倒、原因としての転倒

（武藤芳照, 他 編著：多職種で取り組む転倒予防チームはこう作る！新興医学出版社, pp10-18, 2016 より）

表1 転倒・転落・墜落などの定義

A	落ちる	倒れた際に高低差の移動を伴って受傷したもの
A	ころぶ	倒れた際に高低差の移動を伴わずに受傷したもの
A	転倒	倒れた際に高低差の移動が生じなかったもの
B	転落・滑落	倒れた際に、地表面に接触しながら高低差の移動を伴ったもの
B	墜落・飛び降り	地表面に接触せずに、高低差の移動を伴ったもの

（東京消防庁）

表2 転倒・転落事故の発生状況

		介助者		
		居ない	居た	
			触れていない	直接介助中
1	転倒	A	B	C
2	転落	A	B	C
3	墜落（落下）	A	B	C

（武藤芳照, 他 編著：多職種で取り組む転倒予防チームはこう作る！ 新興医学出版社, pp10-18, 2016 より一部改変）

表3 転倒のリスク要因

① 個の要因	身体的要因（運動機能・感覚機能・高次脳機能など）、精神・心理的要因（転倒恐怖感、自己効力感など）個人特有のほかの条件・要因（疾患・障害など）
② 方法の要因	医療、看護、介護・ケアの方法、運動習慣・方法の要因　など
③ 環境の要因	建物・構造の要因、道路・床面、服装、履物、帽子、眼鏡、照明、用具・機器など人工的環境の要因、天候・気温・四季など自然環境の要因　など
④ 管理・運営の要因	職員、管理者、指導者などの資質・能力、指導・教育体制、建物、施設・設備の管理・運営・保守方法、人員配置などの要因　など

（武藤芳照, 他 編著：多職種で取り組む転倒予防チームはこう作る！ 新興医学出版社, pp10-18, 2016 より）

義を示す。「平面で転倒」「階段で転落」「ベッドから墜落」などの表現を自然に用いるように留意すると共に、ほかの職種のスタッフともそうした共通言語で日常的に伝達し合うように工夫することが必要である。

▶ 事例から学ぶ

多職種のスタッフ間で、お互いの言葉の理解を促し、連携の意識を高め、相互の交流と共同作業を進展させるために、事例検討会（ケース・カンファレンス）を定期的に開催することが望ましい。

事例検討会を進めていくなかで、お互いの専門に即した知識・技術・経験を出し合うことから、相互の学習や新たな知識・情報交換の機会と場になることもしばしばある。特に新人スタッフにとっては、こうした検討会に参加して先輩たちの協議の場に接することが、有効な学習の機会となる。つまり、事例検討会を定期的に継続することは、多職種のスタッフ間の重要な連携教育の機会と場であり、その教育成果は着実に積み上げられていく。

具体的な進め方としては、高齢者の転倒・転落事故の一例ごとに、たとえば表2[1]に示すような形と項目で分類して記録し、それを素材にして、多職種のスタッフで事故の要因分析を行う。そして、それぞれの場（個々の病棟や部屋など）における共通的課題と個別的課題を検討して、具体的な防止対策を講ずると共に、共同作業により、予防のための教育啓発資料や教材づくりに結びつける。

具体的な要因分析は、表3[1]に示すように、①個（転倒する高齢者）の要因、②方法の要因、③環境の要因、④管理・運営の要因に分類すると整理しやすい。個々の転倒事例について、多職種連携で、要因分析をすると共に、関連する文献・図書などの調査研究を行って、その施設・現場に応じた具体的な予防対策を構築する。

文献

1) 武藤芳照, 他 編著：多職種で取り組む転倒予防チームはこう作る！ 新興医学出版社, pp10-18, 2016

参考文献

i) 武藤芳照 総監修：ここまでできる高齢者の転倒予防. 日本看護協会出版会, 2010
ii) 武藤芳照 編：転倒予防医学百科. 日本医事新報社, 2008

講義 1

Q1-3
避けられる転倒、避けられない転倒とは？

武藤　芳照（日体大総合研究所／東京大学名誉教授）
太田（福島）　美穂（fクリニックさっぽろ）

▶転倒には二類ある[1]

　高齢者の転倒予防の取り組みで考慮しておかなければならないのは、転倒には二類あるという認識である。つまり、「介入により避けられる転倒」と「避けられない転倒」、あるいは「いかなる努力と注意義務を果たしてもなお、避けられない転倒」と「現在の医療水準に照らして避けられない転倒」があるということである。

　前者については、転倒の内的・外的発生要因を分析して明確にしたうえで、具体的・個別的転倒予防対策を推進する必要がある。

　一方、後者については、前者と同様の取り組みを行うことは大前提としつつも、①施設・機関の管理・運営体制の改善、②人員配置の工夫・充実、教育体制の改善、③建物・構造の抜本的改善から④社会全体のしくみ（保健・医療・福祉制度）の検討・改善を行うレベルまでの幅広い視点が必要である。そうでなければ、「転倒予防の対策」と称して、本来の保健、医療、福祉のあり方から逸脱した方法のみが実践されたり、いたずらに医療、介護、福祉の職員らを萎縮させ、結果として高齢者にとっても家族にとってもその施設にとっても、不合理かつ不幸な事態を招くことになりかねない。たとえば、受傷者への迅速な補償救済と医療・介護者側の免責とを同時に果たすシステムである「無過失補償制度*」の導入は、一つの有効な手段と考えられる。

▶転倒予防はリスクマネジメントが重要

　高齢者に対応する病院や介護・福祉施設などのリスクマネジメントのなかで、転倒予防は重要な位置を占める。もちろん転倒予防のみがリスクマネジメントの対象というわけではない。誤薬、食中毒、徘徊、交通事故など、起こってほしくない重大事故やトラブルは少なくない。それらを避ける営みすべてがリスクマネジントであり、最近では多くの病院・施設で、専任のリスクマネジャーを配置するようになった。

　一方、地域社会においても、地域在住高齢者の転倒事故を予防するために、リスクマネジメントの考え方と対応が必要である。

　起こり得る転倒事故を予測し、過去の重大事故の先例という、いわば「失敗」から真摯に学び、予測し得るリスクを明らかにして、それを低減・解消するための具体的対策を講ずることがリスクマネジメントの基本である。日本転倒予防学会監事を務める望月浩一郎弁護士が強調する「無理と無知は事故を招く」「失敗から学ばないのは怠慢である」を肝に銘じ、転倒リスクに敏感な感性「リスク感性」を養い、「気づく力」と「見守る目」を研ぎ澄ますことが大切である。

　転倒事故を回避するには、リスク要因を探り、その要因を低減するにはどうしたらよいかを検討し、具体的な対策を立案して実行する。それらを総称して「転倒予防のリスクマネジメント」と位置づける。リスクマネジメントの具体的プロセスは、①「リスク要因の識別」、②「リスク分析」、③「リスク管理」にわけられる。①リスク要因の識別は、転倒事故や転倒リスクに関する情報の収集であり、転倒リスクアセスメントツールやヒヤリハット事例を活用して、その場面（医療場面、介護・福祉場面、地域社会の場面）での転倒要因は何かを明らかにしていく。②リスク分析では、転倒リスクアセスメントツールなどの分析を行い転倒ハイリスク者を特定したり、転倒事例につい

＊無過失補償制度：スウェーデンで始められた医療の苦情処理システム。医療従事者の過失・無過失を問うことなく、医療に起因した患者の損害を補償する制度。

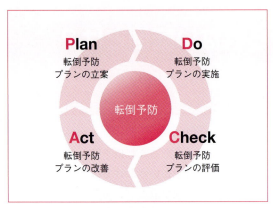

図　転倒予防のPDCA

(武藤芳照, 他 編: 認知症の転倒予防とリスクマネジメント(第2版). 日本医事新報社, P151, 2014 より引用)

表　転倒事故予防のポイント

		視点
	転倒させないための配慮	
Ⅰ	i 1	すべりやすい床・路面による転倒
	2	つまずきやすい状態の施設による転倒
	3	その他の転倒しやすい原因による転倒
	ii	介護・看護の方法・態様に原因する転倒
Ⅱ	転倒しても大けがにしないための配慮	
Ⅲ	避けられない転倒事故を紛争にしない配慮	

(望月浩一郎: Modern Physician 34: 1207-1210, 2014 より引用)

ては転倒を引き起こした具体的リスク要因（内的・外的要因）の分析を行う必要がある。③リスク管理としては、それぞれの場面の状況に即した転倒予防に関する具体的対策を立案したり、実施すること、さらには転倒事故発生時の通知・警報システムを整備して事故に伴う傷害をできるだけ最小限にする必要がある。これらの活動のほかに、転倒予防に関する教育・研修を実施して、医療、介護・福祉スタッフや地域社会全体のリスクマネジメントに関する知識を高める必要がある。また、病院・施設などでリスクマネジメントを実施するには図[2]に示したPDCA［Plan（計画）→Do（実行）→Check（評価）→Act（改善）］の4段階を繰り返すことによって、転倒予防の対策を継続的に改善する必要がある。

リスクマネジメントは、避けられる転倒事故の予防だけが目的ではなく、一人ひとりの高齢者が安心・安全に家庭や施設で暮らすことができ、家族も安心であり、かつその病院・施設にて働く医療、介護・福祉の専門職および地域在住高齢者の誇りと自信と希望に結びつくものでなければならない。

▶避けられない転倒事故を紛争にしないためには

日常的な転倒事故予防には3つのポイントがあると望月[3]は指摘している。

第1に転倒させないための配慮、すなわち、施設面と介護・看護の方法・態様への注意・配慮である。第2に万一転倒しても重大な傷害に結びつかないための注意・配慮である。第3に避けられない転倒事故を紛争に発展させないための配慮としている（表）[3]。

高齢者がさまざまな場面で転倒することは、ある意味自然なことである。転倒リスクが増大すればするほど、その高齢者がその場面で転倒して重大な傷害をきたすリスクは大きくなる。事故後の対応いかんによっては、紛争化して、裁判で争う結果を招くリスクも大きくなる。

多くの紛争事例では、高齢者の転倒自体が紛争の直接的要素になるというよりは、転倒の結果、重大な外傷や障害をきたしたこと、受傷後の病院・施設側の対応のまずさ、不用意な発言など、受傷者側に心を寄り添わせた言動がなされなかったことが引き金になることが少なくない。そうした紛争化へのリスクを熟知して、慎重かつ丁寧に対応することが求められる。

文献
1) 武藤芳照 総監修: ここまでできる高齢者の転倒予防. 日本看護協会出版会, pp4-7, 2010
2) 武藤芳照, 他 編著: 認知症の転倒予防とリスクマネジメント（第2版）. 日本医事新報社, pp149-151, 2014
3) 望月浩一郎: Modern Physician 34: 1207-1210, 2014

講義 1

Q1-4
転倒予防の将来展望は？

武藤　芳照（日体大総合研究所／東京大学名誉教授）
金子　えり子（前・日体大総合研究所）

▶これまでの学術的研究の進展

　転倒（fall［英語のfallでは、東京消防庁の定義による転倒・転落・墜落などが包括される］）が、学術論文のなかに初出したのは、1948年英国のSheldonが著した『The Social Medicine of Old Age』とみなされる。そして、論文の表題に「fall」が初めて組み入れられたのは、1955年英国のDrollerによる「Falls among elderly people living at home」と考えられる。転倒予防（falls prevention）が論文の表題に最初に組み入れられたのは1956年米国のPeszczyńskiの論文とみなされる。

　1981年Wildらは、転倒した高齢者が、対照群に比して生命予後が著しく不良であることを示した。次いで、転倒に伴う外傷を契機に、一連の精神的・身体的変調が生ずることを示し、post-fall syndrome（転倒後症候群）とよぶことを提唱した。

　1990年、転倒予防の介入効果を検討するため、2年間にわたる初の大規模な無作為化比較試験が、Rubensteinらにより報告された。

　一方わが国において、「転倒」が学術論文に初めて記載されたのは、欧米に遅れること30年以上、1982年江藤ら（当時東京大学老年病科）の報告である。

　転倒予防／転倒防止について本格的に論述したのは、看護の立場から平山ら（1985）、住居内での転倒事例の原因を示した横関（1987）、歩行のための訓練と指導および環境整備の配慮を強調した江藤（1984）の報告と考えられる。そして、筆者らは、1997年12月1日にわが国初の「転倒予防教室」を旧東京厚生年金病院に開設した。12年間運営し、種々のデータを報告すると共に、転倒予防にかかわる学術的書籍を刊行した。そして、Rubensteinらの報告から遅れること約15年、Suzukiら（2004）が、転倒予防にかかわるわが国初の無作為化比較試験を基盤にして、運動介入の効果を報告するに至った。

　このような転倒予防の研究の流れを、図書館情報学の立場から計量書誌学的手法を用いた報告に即して司書の山田有希子らがまとめ上げたのが図[1]である。わが国のこの分野および領域での研究関心の立ち遅れが如実に表わされている。2004年に、転倒予防医学研究会が発足され、複合領域で

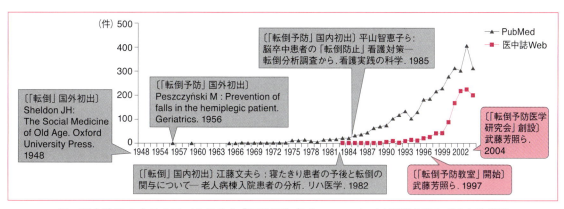

図　医中誌WebとPubMedからみた「転倒予防（falls prevention）」関連文献などの年次推移
2004年12月17日検索。医中誌Webキーワード：「転倒」, PubMedキーワード：「falls」「prevention」
（武藤芳照, 他：臨床整形外科. 40（5）：537-548, 2005 より引用）

の研究交流が一層推進され、優れた学術領域が生み出された。

2014年には、同研究会10年の実績を基盤にして、日本転倒予防学会（JSFP）が発足し、第1回学術集会が東京大学で開催された。学術集会では、研究会以来のモットーである「アカデミックかつアットホーム」の基本理念を継承しつつ、転倒予防に関する幅広く多様な専門職の知識と技術と経験の交流の機会と場となり、融合と創発が広がり深まり、学術研究が着実に進展している。

▶学会としての社会啓発活動の広がり

1.「転倒予防の日」（10月10日）の制定
10「テン」、10「トオ」にちなんで、この日の前後に日本転倒予防学会学術集会を開催している。

2. シンボルマークの制定

シンボルに込めた想い
ゆらいでも決して倒れない「起き上がりこぼし」をモチーフとして、しなやかな安定感と活力を表現しています。ゆらぎの造形は美しく咲く花にも通じ、転倒予防で人生が明るく美しく花開く様相を象徴します。シンメトリカルな安定感あるフォルムは、JSFPの組織的な強さと多様性をも表現しています。

シンボルマークデザイン：株式会社中西元男事務所（PAOS）

3. 転倒予防指導士の育成
①第1条　転倒予防指導士の目的
日本転倒予防学会認定の「転倒予防指導士」は、転倒にかかわる学術的研究を推進すると共に、転倒予防にかかわる社会啓発活動を行い、学術の発展と人々の健康増進に寄与することを目的とする。

②第2条　転倒予防指導士の名称
「転倒予防指導士」は、日本転倒予防学会の登録商標（登録商標　第5752142号）である。

4. 推奨品制度
「日本国内で販売、提供されている製品またはサービスで、現在または将来において転倒とそれにかかわる損害の予防に資すると考えられる、もしくは期待される科学的根拠がある商品」の審査・認定・推奨を行う。

5.「転倒予防川柳」[2]の公募と顕彰
転倒予防のポイントと注意事項を5・7・5でまとめ、医療施設、介護・福祉施設、地域社会などに伝える。川柳を通して、意識を広め高める。

- ・口先の　元気に　足が追いつかず（2011年）
- ・コケるのは　ギャグだけにして　お父さん（2012年）
- ・あがらない　年金こづかい　つま先が（2013年）
- ・つまづいた　むかしは恋で　いま段差（2014年）
- ・滑り止め　つけておきたい　口と足（2015年）
- ・転んでは　泣いていた子が　「転ぶなよ」（2016年）

6. 予防教育の標語
①「ぬ・か・づけ」
　ぬ：ぬれているところはすべって転びやすい
　か：かいだん・段差はつまずいて転びやすい
　づけ：片づけていないところは転びやすい
②「良い住宅」＝住環境整備の合い言葉
　転倒・転落予防への工夫と配慮（安田、武藤2007）。
　よ：よい高さに物を置く
　い：居間の整理で転倒予防
　じゅ：じゅうたんの端はしっかり固定
　う：浮いた踵の履物注意
　た：段差と床はしっかり区別
　く：暗い場所には間接照明

▶転倒予防の目指すものとは

①転倒を予防することにより、それを原因として起こる外傷・障害、寝たきりや要介護状態、死亡事故を提言・予防すること。

②保健、医療、介護・福祉などの現場で働く多様な専門職の人々の知識と技術と経験を融合させ、新たな理論と実践方法・内容を創発すること。

③専門職の人々の誇りと自信と希望につなげること。

④国全体の医療費・介護費を低減させること。

⑤情理を尽くす（humanにしてscienceを大切にする）という基本理念を広めること。

⑥新たな学問体系「転倒予防学（Falls Prevention Science）」を構築すること。

⑦転倒予防の理論と実践を通して、子どもから高齢者まで誰もが、健やかで実りある日々の実現を図ること。

文献
1) 武藤芳照, 他：臨床整形外科 40（5）：537-548, 2005
2) 武藤芳照　選評：五七五転ばぬ先の知恵ことば-転倒予防川柳2011-15. 論創社, 2016

参考文献
i) 武藤芳照, 他 編：転倒予防白書2016. 日本医事新報社, 2016

講義2A POINT : 転倒予防および転倒予防の現状と課題

大高 洋平（藤田保健衛生大学医学部リハビリテーション医学I講座）

- 世界的には、高齢者の3人に1人は1年間に1回以上転倒するとされている。わが国の地域在住高齢者の報告では、年間10～30%の方が1回以上転倒するとされている。

- わが国の病院や施設の転倒の実態は報告によりさまざまであるが、急性期病院では1.4～4.1/1,000人・日程度、リハビリテーション病棟では4.6～13.9/1,000人・日程度、施設では2.4～12.4/1,000人・日程度の転倒が発生しており、特にリハビリテーション病棟で転倒が多い。

- 転倒により直接的に骨折などの外傷を生じるのみならず、直接の死因やその後の要介護状態を引き起こす可能性がある。また転倒恐怖感などの心理的反応を引き起こし、活動性低下を生じ、結果として要介護状態に進むきっかけとなり得る。

- 厚生労働省の「平成27年人口動態統計の概況」によると、窒息24.4%、転倒・転落20.9%、溺死・溺水19.5%、交通事故14.7%となっており、転倒・転落は、交通事故よりも多い。高齢者においては、その割合はさらに大きくなっている。さらに、交通事故は一貫して減少している一方で、社会の高齢化に伴い転倒・転落は増加傾向にある。

- 転倒により生じる外傷、なかでも骨折は、身体機能に大きな影響を及ぼし深刻な問題となる。全転倒のうち5～10%に何らかの骨折が、1～2%に大腿骨近位部骨折が発生する。転倒による骨折は要介護に陥る主要な原因の一つであり、転倒・骨折は脳血管障害、認知症、高齢による衰弱などと並び主要な要介護の原因となっている。

- さまざまある転倒の要因を修正し、可能な限り除去することが介入の原則となる。本人に起因する内的要因と環境や状況などの外的要因を修正して転倒のリスクを減少させる。

- 地域在住高齢者における転倒予防で有効な介入方法として、特に重要なものは、運動である。また、包括的なリスク評価とそれに基づく修正も有効であり、家屋環境への介入も有効である。一方、視覚障害などの特定の病態に対してのアプローチについては、いくつか有効な報告もあるがまだ一定した見解が得られていない。

- 病院や施設で有効な介入方法として、病院においては、患者教育や転倒リスク評価と包括的なアプローチに効果がある可能性がある。また、リハビリテーション病棟においては、運動にも効果がある可能性がある。施設においては、ビタミンDの摂取が有効である。

- 地域在住高齢者における転倒予防の知見は集積されつつあるが、その実践と検証にはまだ課題がある。転倒外傷予防の知見の集積とそれに対するよりよい介入方法の模索が必要である。特に、病院や施設における転倒予防については、システムの異なるわが国でのさらなるエビデンスの集積とそれに基づく実践が強く求められる。

講義2A

Q2-1
転倒の実態は？

大高　洋平
（藤田保健衛生大学医学部リハビリテーション医学Ⅰ講座）

▶ 転倒はさまざまな場で高率に発生する

　重力の存在する地球に生活する限り、転倒はどこにいても生じ得る。海外では、地域在住の高齢者は1年に1回以上転倒する人が3人に1人であるとされる。わが国における転倒については、地域在住高齢者では、10～30％程度が1年間に1回以上の転倒を経験すると報告されている。1000人・日あたりの転倒率に換算すると転倒率は0.8～0.9/1000人・日程度である。急性期病院における転倒率の報告は少ないが大学病院にて1.4～2.2/1000人・日、一般病院にて4.1/1000人・日という報告がある。回復期を中心としたリハビリテーション病棟では諸家の報告にばらつきが大きいが4.6～13.9/1000人・日程度となっている。施設における報告で明確な転倒率の報告はないが、観察期間と転倒数を用いて計算すると2.4～12.4/1000人・日程度のようである。すなわち、転倒は地域在住高齢者でも高頻度に発生するが、病院や施設、特にリハビリテーション病棟ではより高率に発生している[1]。

▶ 転倒は要介護状態に陥るきっかけとなる

　転倒により骨折などの外傷を経て、最終的に生活機能の低下を引き起こし、場合によっては要介護状態に陥る（図1）。最悪の場合には、直接的に死に至ることもある。一方で転倒後に、外傷がなくても転倒への恐怖感を示すようになり、歩行障害をきたす転倒後症候群という病態が知られており、結果として要介護状態をきたし得る。さらに問題なのはこれらの過程で転倒リスクはさらに増大していくということである。病院・施設における転倒についても大きな問題である。本来の病気の治療以外に転倒による外傷を生じてしまうことは、患者にとって非常に問題となるだけでなく、

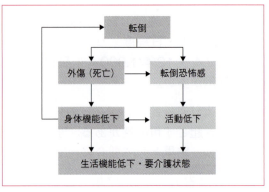

図1　転倒から生じる悪循環

病院の管理運営上の大きな問題ともなる。病院内の転倒への対応は、感染対策と並んで医療安全上の必須事項となっている。

▶ 転倒による死亡は増加傾向にある

　厚生労働省の「平成27年人口動態統計の概況」によると不慮の事故による死亡数を種類別の構成割合でみると、窒息24％、転倒・転落21％、溺死・溺水20％、交通事故15％となっている。転倒・転落死が交通事故よりも多い割合で生じ死因の第2位となっている（図2）。また、溺死の多くが浴槽内への転倒・転落で生じており、実際には転倒・転落が占める割合はさらに大きいと考えられ、転倒・転落による死亡例が窒息を上回っている可能性もある。不慮の事故死の年齢別の解析においては、若年・中年層では交通事故がもっとも多いが、年齢が高くなるにつれて窒息、転倒・転落、溺死の割合が増加し65歳以上ではこれら3項目が交通事故を上回る。また年代推移では、交通事故は一貫して減少している一方で転倒・転落は、高齢化社会に伴い増加傾向にある。

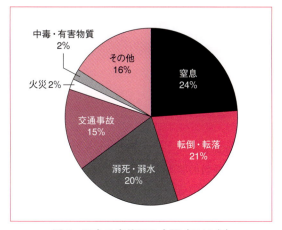

図2　不慮の事故死の内訳（2015年）
（厚生労働省：平成27年人口動態統計の概況より作成）

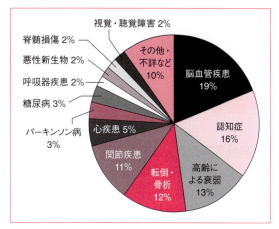

図3　要介護度別にみた介護が必要となった主な原因の構成割合（2013年）
（厚生労働省：平成25年国民生活基礎調査の概況より作成）

▶ **転倒は、骨折・要介護の主要な原因であり、その予防は社会全体で取り組むべき課題**

転倒で死に至らなくても転倒により生じる外傷、なかでも骨折は、身体機能に大きな影響を及ぼし深刻な問題となる。全転倒のうち5〜10％に何らかの骨折が、1〜2％に大腿骨近位部骨折が発生する[2]。特に、大腿骨近位部骨折は、日常生活動作（ADL）能力と生活の質（QOL）を大きく低下させ問題となる。日本整形外科学会による全国調査では、転倒は大腿骨近位部骨折の発生原因の77.7％を占めるとされ、90歳以上に限れば84.1％が転倒によるものとされる[3]。また、大腿骨近位部骨折は年齢と共に指数関数的に増大し、高齢化が進むわが国では骨折数は年々増大しており、社会的問題となっている。厚生労働省の「平成25年国民生活基礎調査の概況」によると、転倒・骨折は脳血管疾患、認知症、高齢による衰弱などと並び主要な要介護の原因となっている（図3）。したがって、健康寿命を延伸するという点で、転倒・骨折を予防することがきわめて重要となっている。また、治療や介護にかかる医療経済的負担の増大も問題となっており、転倒への対応は社会全体として取り組むべき課題となっている。

文献

1) 大高洋平 編：回復期リハビリテーションの実践戦略　活動と転倒　リハ効果を最大に、リスクを最小に. 医歯薬出版, pp1-29, 2016
2) Nevitt MC：Falls in the Elderly：Risk Factors and Prevention. Masdeu JC, et al. eds：Gait disorders of aging：Falls and therapeutic strategies. Lippincott-Raven, pp13-36, 1997
3) Hagino H, et al.：J Orthop Sci 15：737-745, 2010

講義2A

Q2-2 転倒予防の介入とその効果は？

大高 洋平
（藤田保健衛生大学医学部リハビリテーション医学I講座）

▶転倒予防の介入はリスク因子の修正が原則

転倒は、内的要因と外的要因が合わさって生じる。内的要因とは、個人に起因する要因で、たとえばバランス機能の低下、筋力低下、視力障害などである。一方、外的要因とは、転倒しやすい外的環境や状況である。段差、すべりやすい床、不適切な照明、急いでて周囲に不注意な状況などである。転倒の予防的介入は、この内的・外的要因を可能な限り取り除く、すなわちリスク因子の修正が原則である。地域在住高齢者への転倒予防の介入では、表1[1]にあるようなリスク因子のなかで修正可能なものを修正し、さらには外的環境についても転倒リスクを軽減するように調整することが予防的対応の原則となる。

▶地域在住高齢者への有効な介入と効果

表2に系統的レビューにより有効とされている介入を整理した[2]。まず、バランス運動と筋力増強など、複数の要素を複合した運動プログラムが有効とされている。リスク評価に基づき包括的な介入をするというアプローチも、転倒率を減少させる効果がある。ビタミンDの摂取は、低ビタミンDを呈する対象には転倒率、転倒者数とも減じる効果がある。家屋調査とそれに基づく修正は転倒率、転倒者数どちらも減じる効果があり、特に視覚障害のある場合など転倒リスクの高い高齢者を対象とする場合に有効性が高い。視覚障害については、初回白内障手術は効果があったが、2回目の白内障手術では効果はなく相反する結果となっている。また、多焦点眼鏡使用者に対する単焦点眼鏡支給は屋外での活動性が高い対象においては、単焦点眼鏡を支給した群において転倒は少なかったとされる。また、視覚障害の評価とそれに基づく介入では、驚くべきことにむしろ転倒が有意に増えてしまっており、急な視覚の変化がかえって転倒のリスクを上昇させる可能性が示唆されている。そのほかに、向精神薬の漸減、転倒予防を意識した家庭医への内服処方指導、などで転倒率、転倒者数減少のどちらかまたは双方に効果が示されている[2,3]。

▶病院や施設での有効な転倒予防介入と効果[3,4]

急性期病棟では、看護師によるリスク評価に基づく患者教育が転倒率減少に有効である。また、マルチメディア活用と理学療法士によるフォローの教育は、認知機能が正常の患者に限れば効果を認めている。リスクの評価とそれに基づく多面的介入は、個々の検討では一定した見解を示していないが、亜急性期のリハビリテーション病棟での報告も合わせて解析をすると転倒率を減少する効

表1 地域在住高齢者における転倒リスク因子

リスク因子	報告数	修正相対危険率	修正OR
過去の転倒歴	16	1.9～6.6	1.5～6.7
バランス障害	15	1.2～2.4	1.8～3.5
筋力低下（上肢または下肢）	9	2.2～2.6	1.2～1.9
視力障害	8	1.5～2.3	1.7～2.3
薬剤（4>または向精神薬）	8	1.1～2.4	1.7～2.7
歩行障害	7	1.2～2.2	2.7
うつ	6	1.5～2.8	1.4～2.2
めまいまたは起立性低血圧	5	2.0	1.6～2.6
機能的制限，ADL障害	5	1.5～6.2	1.3
高齢（年齢>80）	4	1.1～1.3	1.1
女性	3	2.1～3.9	2.3
Body Mass Index低値	3	1.5～1.8	3.1
失禁	3		1.3～1.8
認知機能障害	3	2.8	1.9～2.1
関節炎	2	1.2～1.9	
糖尿病	2	3.8	2.8
疼痛	2		1.7

地域在住の高齢者を対象にした33のコホート試験のうち少なくとも2つ以上の試験において、独立因子とされたリスク因子。
(Tinetti ME, et al.：JAMA 303：258-266, 2010より引用)

表2　地域在住高齢者に対する主な転倒予防介入の効果

介入の種類	試験数	参加者	転倒率 [95% CI]	転倒者数 [95% CI]
グループ運動（複数要素）	16	3,622	0.71 [0.63〜0.82]	
	22	5,333		0.85 [0.76〜0.96]
在宅個別での運動（複数要素）	7	951	0.68 [0.58〜0.80]	
	6	714		0.78 [0.64〜0.94]
太極拳	5	1,563	0.72 [0.52〜1.00]	
	6	1,625		0.71 [0.57〜0.87]
リスク評価に基づく多面的な修正	19	9,503	0.76 [0.67〜0.86]	
	34	13,617		0.93 [0.86〜1.02]
ビタミンD補充	7	9,324	1.00 [0.90〜1.11]	
	13	26,747		0.96 [0.89〜1.03]
家屋調査と修正	6	4,208	0.81 [0.68〜0.97]	
	7	4,051		0.88 [0.80〜0.96]
視覚障害の治療	1	616	1.57 [1.19〜2.06]	1.54 [1.24〜1.91]
多焦点眼鏡使用者に単焦点眼鏡を配布	1	597	0.92 [0.73〜1.17]	0.97 [0.85〜1.11]
初回白内障手術	1	306	0.66 [0.45〜0.95]	0.95 [0.68〜1.33]
2回目白内障手術	1	239	0.68 [0.39〜1.17]	1.06 [0.69〜1.63]
向精神薬の漸減	1	93	0.34 [0.16〜0.73]	0.61 [0.32〜1.17]
家庭医への内服処方指導	1	659		0.61 [0.41〜0.91]
頸動脈洞過敏症候群に対するペースメーカー	3	349	0.73 [0.57〜0.93]	
	2	178		1.20 [0.92〜1.55]
積雪地帯での靴にすべり止め装置	1	109	0.42 [0.22〜0.78]	
足の疼痛に対する足診療と足の運動など多面的介入	1	305	0.64 [0.45〜0.91]	0.85 [0.66〜1.10]
認知行動療法	1	120	1.00 [0.37〜2.72]	
	2	350		1.11 [0.80〜1.54]
転倒予防の知識の増加／教育	1	45	0.33 [0.09〜1.20]	
	4	2,555		0.88 [0.75〜1.03]

＊信頼区間（CI）が1を超えない場合，有意に転倒率または転倒を減じると判断できる．
（Gillespie LD, et al.：Cochrane Database Syst Rev 9：CD007146, 2012 より引用）

果がある．

　リハビリテーション病棟では，個別の転倒予防教育とスタッフへのフィードバックが転倒率，転倒者数，転倒外傷数を減じるとされる．運動については，個別の報告では効果は認めないものの，2つの検討をプールさせると転倒者数が有意に減る効果があるとされる．転倒リスクの評価と修正のアプローチでは，前述の通り，転倒率の減少が認められている．

　施設では，入居者へのビタミンDの補充が，全体として転倒数の減少に効果がある．運動による効果は，入居者の介護度によって異なる傾向があるとされ，軽度の介護度の入居者を扱う施設においては運動のメリットがある可能性が指摘されている．前フレイルの状態の高齢者では運動介入は転倒リスクを軽減する傾向がある一方で，フレイル者は逆に運動によってリスクが増大するという報告もあり，重度の介護度の対象に対する運動の転倒予防効果には疑問符がつけられている．

▶転倒予防介入の今後の課題

　地域在住高齢者における転倒予防の知見は集積しつつあるが，実践においてはまだ課題があり，外傷予防も含めたよりよい介入方法の模索は今後も必要である．病院や施設での転倒予防については，その重要性に比してその知見はまだ十分とはいえず，特に，システムの異なるわが国でのエビデンスの集積とそれに基づく実践が強く求められる．

文献

1) Tinetti ME, et al.：JAMA 303：258-266, 2010
2) Gillespie LD, et al.：Cochrane Database Syst Rev 9：CD007146, 2012
3) 大高洋平：J Clin Rehabil 24：1074-1081, 2015
4) Cameron ID, et al.：Cochrane Database Syst Rev 12：CD005465, 2012

講義2B POINT　転倒後の外傷に対する治療とその予後

萩野　浩（鳥取大学医学部保健学科）

- 脊椎椎体骨折に対する治療：椎体骨折はギプスや装具による保存的治療の適応となることが多い。保存的治療での安静期間、入院の要否、外固定の種類、装着期間に関しては骨折レベルや椎体圧潰の程度、年齢によって異なり、定まった方法は確立していない。そのため、担当医によって外固定の方法や安静期間がさまざまであるのが現状である。手術適応となるのは麻痺などの神経障害の合併例、偽関節例、不安定型、著しい疼痛を有する例である。後壁損傷例は偽関節発生や遅発性神経麻痺発生のリスクが高いため、手術的治療を考慮する必要がある。手術はペディクルスクリューによる後方固定（脊椎の椎弓根部にスクリューを入れてロッドに固定）やバルーン椎体形成術（Balloon Kyphoplasty：BKP）が実施される。

- 大腿骨近位部骨折に対する治療：頸部骨折と転子部骨折の両者を合わせた骨折を大腿骨近位部骨折と呼称する。頸部骨折は骨折部の転位の程度によって非転位型（骨折部のずれがない）と転位型（骨折部が大きくずれている）に分類される。ごく一部の例を除いて手術的治療が必要である。頸部骨折のうち非転位型では骨接合術が、転位型では人工骨頭（または人工関節）置換術が実施される。転子部骨折は原則的に骨接合術が適応される。骨接合術には髄内釘とスクリューを組み合わせたショートフェモラルネイルやプレートとスクリューを組み合わせたスライディングヒップスクリューが用いられる。

- 橈骨遠位端骨折に対する治療：徒手整復とギプス固定による保存的治療が選択される場合と、経皮的鋼線刺入固定、創外固定、ロッキングプレートによる内固定が選択される場合がある。骨折部の転位が大きい例、骨粗鬆症合併例、骨折部が不安定な例、関節内骨折で整復不十分例は手術の適応である。近年、スクリューがプレートに強固に固定できるロッキングプレートが開発され、手術的治療が選択される例が多くなっている。手術的治療によって、早期に手・手指関節の積極的な運動が可能となる。

- 上腕骨近位端骨折に対する治療：骨折部の転位が小さい例は三角巾固定などによる保存的治療の適応である。転位が大きい例や多数の骨片にわかれた例、骨折部が不安定な例では手術的治療が適応される。手術では経皮的鋼線刺入固定、髄内釘固定、ロッキングプレートによる内固定が実施される。

- 脆弱性骨折の予後：脆弱性骨折は高齢者の日常生活動作（ADL）、生活の質（QOL）を低下させると共に、生命予後にも影響を及ぼす。その低下・悪化の程度は、骨折部位によって異なる。高齢者に好発する骨折のなかでは脊椎椎体骨折、大腿骨近位部骨折がADL、QOLをもっとも低下させ、生命予後への影響も大きい。わが国での調査では、骨折前に屋外歩行が可能であった例でも30％は骨折後歩行困難となっていた。これに対して、橈骨遠位端骨折後のADL低下は小さく、生命予後にも影響しないことが知られている。

講義 2B

Q2-3
転倒による外傷の特徴は？

萩野　浩
（鳥取大学医学部保健学科）

▶高齢者では転倒による外傷発症率は54％以上

わが国での高齢者の転倒による外傷の頻度は、54〜70％程度と報告されている。このうち骨折に至る症例は6〜12％程度で、その1/4程度が大腿骨近位部骨折であると報告されている[1,2]。転倒が骨折発生に至る割合に関して、75歳以上の336例（在宅）を1年間追跡した調査では、108例（32％）が1回以上転倒し、このうち24％に重度の外傷が生じ、6％に骨折が発生した[3]。そして全体の1％（4例）に大腿骨近位部骨折が発生したと報告している。一般に、高齢となり骨粗鬆化に伴って骨脆弱化が進行するほど、転倒して骨折に至るリスクも高まる。

▶大腿骨近位部と橈骨遠位端の骨折原因は90％以上が転倒である

骨折は骨強度が低下すれば発生リスクが上昇する。また骨に加わった外力が大きいほど骨折リスクが上昇する。したがって「骨への外力」＞「骨強度」となった際に、骨折が発生する（図1）。そこで、立った程度の高さから転倒した場合の外力で発生した骨折、すなわち骨強度が低下したために発生した骨粗鬆症性骨折を「脆弱性骨折」とよぶ。これに対し、交通事故や転落事故などの大きな外力によって発生した骨折を「外傷性骨折」とよぶことがある。

骨折した患者を対象に転倒によって骨折が起こったかどうかを聞き取り調査した結果では、大腿骨近位部骨折のうちの92％、橈骨遠位端（前腕骨）骨折では96％の症例で転倒が骨折発生の原因となっていた（図2）[4]。

10ヵ国が共同で実施したコホート研究（The Global Longitudinal Study of Osteoporosis in Women：GLOW）で、55歳以上の54,229人を3年間にわたって追跡し、転倒歴や既存の骨折などとその後の骨折リスクの関係を検討した結果が報告された[5]。その結果、2回以上の転倒歴がある場合に、10ヵ所の初回骨折のうち8ヵ所の骨折リスク上昇に関連していた。特に、骨盤骨折ではハザード比が約4倍と高値であった。

▶骨折自体が骨折のリスクになる

脆弱性骨折は骨密度の低下、加齢に伴って発生しやすくなるが、脆弱性骨折の既往があると、加齢や骨密度減少と独立して、骨折のリスクが上昇する。すなわち骨折が骨折を呼ぶ、「骨折の連鎖」「骨折ドミノ」の状態が生まれる。

過去の報告をまとめたメタアナリシス[6]によれば、前腕骨折の既往があれば前腕、椎体、大腿骨近位部の骨折リスクをそれぞれ3.3倍、1.7倍、1.9倍に上昇させ、椎体骨折の既往はそれぞれ1.4倍、4.4倍、2.3倍上昇させる。この結果は、脆弱性骨折が生じると、同じ部位の骨折のみではな

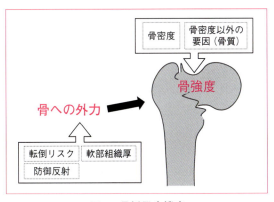

図1　骨折発生機序

骨折は骨強度が低下すれば発生リスクが上昇する。また骨に加わった外力が大きいほど骨折リスクが上昇する。したがって「骨への外力」＞「骨強度」となった際に、骨折が発生する。

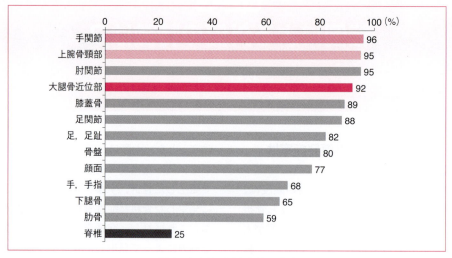

図2 転倒と各種骨折の関連

骨折した患者を対象に転倒によって骨折が起こったかどうかを聞き取り調査した結果では、大腿骨近位部骨折のうちの92％、橈骨遠位端（前腕骨）骨折では96％の症例で転倒が骨折発生の原因となっていた。
(Nevitt M：Falls and Fractures in Older Women. Vellas B, et al. eds：Falls, Balance and Gait Disorders in the Elderly. Elsevier, pp69-80, 1992 より引用)

く、身体の他部位の骨折リスクも上昇することを意味している。大腿骨近位部骨折2,328例（平均年齢は83.6歳、すべて女性）を対象に調査した全国多施設研究（Prevention of Second Hip Fracture study：POSHIP）の結果[7]では、大腿骨近位部骨折後には一般人口に比較して再び大腿骨近位部骨折を発症するリスクが全体では4倍高かった。

前述のGLOW研究でも、検討した10ヵ所のすべての部位における既存骨折がその後の脆弱性骨折の有意なリスク因子であった。リスクのハザード比は椎体骨折既往例では椎体骨折のリスクが6.6倍、肋骨骨折既往例でも椎体骨折のリスクが4.8倍と高値であった[5]。

これらの結果は、転倒によって発生する脆弱性骨折は、その骨折自体が次に発生する骨折のリスクを高めることを意味している。

文献

1) 長谷川美規, 他：骨粗鬆症治療 7：180-185, 2008
2) 安村誠司, 他：日公衛誌 38：735-742, 1991
3) Tinetti ME, et al.：N Engl J Med 319 (26)：1701-1707, 1988
4) Nevitt MC, et al.：Falls and Fractures in Older Women. Vellas B, et al. eds：Falls, Balance and Gait Disorders in the Elderly. Elsevier, pp69-80, 1992
5) FitzGerald G, et al.；GLOW Investigators：J Bone Miner Res 27：1907-1915, 2012
6) Klotzbuecher CM, et al.：J Bone Miner Res 15：721-739, 2000
7) Hagino H, et al.：Calcif Tissue Int 90：14-21, 2012

講義2B

Q2-4
転倒による骨折の実態は？

萩野　浩
(鳥取大学医学部保健学科)

　高齢者で転倒によって生じる骨折には、脊椎椎体骨折、大腿骨近位部骨折、橈骨遠位端（前腕骨）骨折、上腕骨近位端骨折が多い。

▶脊椎椎体骨折の実態

　四肢の骨折と違い、大きな外傷がなくても、重いものを持ったり、体を曲げねじったりするだけで生じることがある。症状が軽微なため医療機関を受診しない症例も多い。医療機関を受診して診断される臨床椎体骨折（腰痛などの痛みがあり診断された骨折）の年齢階級別発生率は70歳代から上昇し、80歳代では年間人口10万人あたり3,500に達する（図1）[1]。これに対して形態学的椎体骨折（症状の有無にかかわらずX線像で椎体の変形を認める骨折）の発生率は、女性では年間人口10万人あたり70歳代が約3,000、80歳代が約8,000である。したがって、椎体骨折のうちで、症状があって医療機関で診断されるのは、形態学的椎体骨折のなかの約30％と推計される[1]。

　本骨折の有病率も発生率と同様に、女性で高く、加齢と共に上昇する。わが国の3地域における一般住民の形態学的椎体骨折の有病率は、女性の60歳代で8〜13％、70歳代で30〜40％であった。アジア人は本骨折の有病率が高いことが知られているが、なかでも日本人は特に高い[2]。

▶大腿骨近位部骨折の実態

　大腿骨近位部骨折（hip fracture）は頸部骨折（neck fracture）と転子部骨折（trochanteric fracture）とにわけられる。大腿骨近位部骨折は「大腿骨頸部骨折」と称され、内側骨折（関節包内）と外側骨折（関節包外）の2つの骨折型にわけることが以前には多かった。しかしながら、英語名称に統一するため、現在では、頸部骨折と転子部骨折を合わせた骨折を「大腿骨近位部骨折」と定義している（図2）。

　これまでの調査によれば、本骨折発生率は50歳以下では男女ともに年間人口10万人あたり10以下とごく少なく、60歳以上で徐々に発生率が増加し、70歳以降に指数関数的に上昇する（図3）[3〜5]。

　受傷側は右側より左側に多く、夏季より冬季に発生率が高い。冬季に発生しやすい原因として、路面の凍結のほか、室内外の温度変化に伴う血圧変動、着衣の増加、日照時間の減少に伴うビタミンDの不足などの仮説があるが、明らかではない。

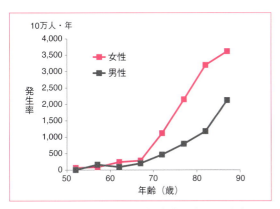

図1　臨床椎体骨折の性・年齢階級別発生率
(Tsukutani Y, et al. : Osteoporos Int 26 : 2249-2255, 2015 より引用して作図)

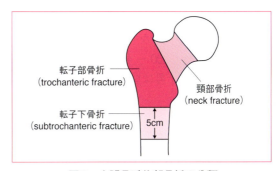

図2　大腿骨近位部骨折の分類

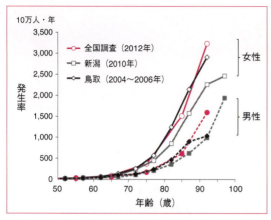

図3　大腿骨近位部骨折の性・年齢階級別発生率

（Orimo H, et al.：Osteoporos Int 27：1777-1784, 2016 / Miyasaka D, et al.：J Bone Miner Metab 34：92-98, 2016 / Hagino H, et al.：Osteoporos Int 20：543-548, 2009 より引用して作図）

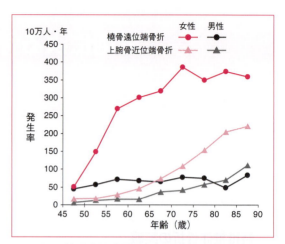

図4　橈骨遠位端骨折と上腕骨近位端骨折の性・年齢階級別発生率

（Hagino H, et al.：Bone 24：265-270, 1999 より引用して作図）

受傷場所は屋内が約70％を占め、80歳以上では割合がさらに高い。受傷原因は74％が「立った高さからの転倒」で、不明、記憶なし、交通事故を除くと約90％で単純な転倒が原因である。

年齢階級別の発生率に従って患者数を推計すると、2015年の新規骨折患者数は約21万例となる。わが国の将来推計人口（国立社会保障・人口問題研究所平成24年1月推計）に基づいて将来の新規骨折患者数を計算すると、2020年には約24万例、2030年には約30万例、2040年には約32万例に達すると予想される。日本人における本骨折の発生率は北欧や米国の1/2〜1/3で、アジア人での発生率は、北欧や米国の白人より低い。

▶橈骨遠位端骨折の実態

成人では男性の発生率は加齢に伴う増加がみられず、60歳以降でも年間人口10万人あたり100〜130程度である。これに対して女性では発生率が50歳代後半より高くなり、60〜70歳代で年間人口10万人あたり300〜400となる。しかし80歳以上では発生率上昇はなく、逆に低下がみられ

る（図4）[6]。これは本骨折は多くの症例が手をついて転倒した場合に発生しているためで、さらに高齢になると転倒時に防護的に手をつくことができなくなり、股関節部や肩関節部を直接受傷してしまうためである。

受傷の場所は2/3が屋外であり、歩行能力が比較的高く、屋外での活動が可能な症例が転倒して発症するといえる。受傷側は左側に多く発生する。

成人では冬季に発生頻度が高くなるという報告が多い。これは屋外で転倒して発生する頻度が高いためで、積雪時よりも凍結時に発生率が高くなると報告されている。日本人の発生率は北欧や米国の白人より低値である。

▶上腕骨近位端骨折の実態

発生率は女性では閉経後の50歳以降徐々に増加し、特に70歳代から加齢と共に直線的な増加をきたし、85歳以上では年間人口10万人あたり220に達する（図4）[1,6]。男性でも60歳以上で加齢に伴って発生率の上昇を認めるが、女性の半分程度である。

文献

1) Tsukutani Y, et al.：Osteoporos Int 26：2249-2255, 2015
2) 吉村典子, 他：Osteoporo Jpn 17：241-243, 2009
3) Orimo H, et al.：Osteoporos Int 27：1777-1784, 2016
4) Miyasaka D, et al.：J Bone Miner Metab 34：92-98, 2016
5) Hagino H, et al.：Osteoporos Int 20：543-548, 2009
6) Hagino H, et al.：Bone 24：265-270, 1999

講義 2B

Q2-5
転倒による頭部外傷の実態と特徴は？

鮫島　直之
（東京共済病院脳神経外科）

▶2009年以降は転倒・転落による頭部外傷が最多

わが国の頭部外傷疫学研究として、日本脳神経外科学会による「日本頭部外傷データバンク」が行われている。これまでProject（以下P）1998、2004、2009の3つの大規模疫学研究が施行され、現在P2015が開始されている。

頭部外傷の年齢は、P1998では若年層と高齢者層に二峰性のピークを認めたが、P2009では、人口年齢分布の変化から、60～84歳の高齢者層の単峰性のピークとなっている（図1）[1]。重傷頭部外傷の受傷機転は、以前は交通事故が最多であったが、P2009では若年層の交通事故の減少と高齢者の転倒の増加に伴い、転倒・転落が最多となった（図2）[1]。入院時の頭部CT所見で病態を検討すると、近年では局所性脳損傷の割合が増加しており、高齢者の転倒による脳挫傷・急性硬膜下血腫の増加を反映している。

▶急性硬膜下血腫は予後不良を示す重要所見

転倒・転落による死亡原因の多くは頭蓋内出血性病変を伴う頭部外傷であり、そのなかで急性硬膜下血腫は予後不良を示唆する所見として重要である。急性硬膜下血腫は強い外傷により起こるので、多くは脳挫傷などの脳損傷を伴う。通常、受傷直後から意識障害を伴うが、なかには受傷当初はっきりしなかった意識障害が、血腫の増大に伴って徐々に出現してくることもあり、その後に急激に悪化し予後不良となる。頭部CTで血腫は、脳表を覆う三日月状の高吸収域で描出され、正中構造は対側に偏位する（図3）。急性硬膜下血腫は手術例でも二次性脳損傷（脳の腫れ）を制御できないことが多く、死亡率は65％と高い。

▶脳挫傷の重症化に注意

頭部外傷による脳組織の挫滅を脳挫傷とよぶ。脳挫傷の出血が塊になって血腫をつくれば外傷性脳内血腫となる。打撲部位と反対側に脳挫傷をきたすことも多い（contre-coup：反衝損傷）（図4）。

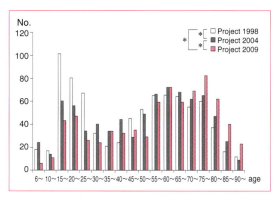

図1　年齢別「日本頭部外傷データバンク」登録患者
（亀山元信，他：神経外傷 36：10-16, 2013より引用）

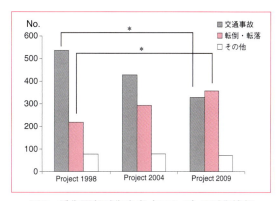

図2　重傷頭部外傷患者（GCS<8）の受傷機転
（亀山元信，他：神経外傷 36：10-16, 2013より引用）

Q2-5 転倒による頭部外傷の実態と特徴は？

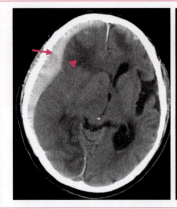
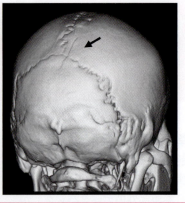

図3　70代男性：転倒による後頭部打撲
→ 急性硬膜下血腫、▶ 脳挫傷を伴う、→ 頭蓋骨骨折

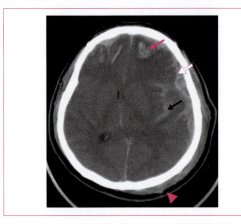

図4　50代男性：転倒による後頭部打撲
打撲部位と反対側（contre-coup）の両側前頭葉に脳挫傷。
→ 脳挫傷（一部、外傷性脳内血腫）、⇒ 急性硬膜下血腫、
→ 外傷性くも膜下出血、▶ 打撲部位

脳挫傷の出血と周囲の脳浮腫（脳のむくみ）をおさえるよう脳圧降下薬（グリセオール®やマンニトール）の点滴治療を行う。血腫が大きい場合や、脳浮腫による圧迫で脳ヘルニアの状態まで進行する重症例では死亡原因となる。

▶ 慢性硬膜下血腫の発症は外傷から約3週間後

　転倒した際の軽微な頭部外傷が原因となるが、一般に頭部外傷後3週間〜数ヵ月がたって発症する。片麻痺による歩行障害や認知症などの精神症状が主な症状である。

　頭蓋骨の下にある脳を覆っている硬膜と脳の隙間に血腫が形成され、脳を圧迫して症状を引き起こす。頭部外傷が原因で硬膜下と脳表の髄液などと混ざった血性貯留液が徐々に被膜を形成し血腫として成長するとされている。治療は局所麻酔下にて穿頭し、血腫腔内を洗浄する（穿頭血腫洗浄術）。この治療により、多くは血腫被膜が自然吸収過程に向かい治癒する。頭部外傷があったかどうかわからない場合も10〜30％は存在するため、壮年〜老年期に頭痛、片麻痺、記銘力の低下、認知症などの精神症状が徐々に進行する場合には本症を疑う必要がある。

文献
1) 亀山元信, 他：神経外傷 36：10-16, 2013

講義2B

Q2-6 転倒による外傷の予後は？
―死亡率、自立度、ADL障害、QOLなど―

立川　厚太郎
（新潟県身体障害者団体連合会／立川メディカルセンター悠遊健康村病院）

▶**転倒・転落による死亡率は65歳以上で激増中**

　転倒・転落による外傷は統計上、不慮の事故に分類されている。不慮の事故死は1番多いのが窒息死、次いで転倒・転落死、その他、交通事故死、溺死や溺水による事故死、火災や煙への曝露による死などが分類されている[1]。転倒・転落死は1995年の5,911人から2014年の7,946人へと増加が続き、転倒・転落の死亡率（人口10万人あたり）も1995年の病死を含めた全死亡数の4.8％から2014年の6.3％へと増加している。転倒・転落死を年代別にみてみると、65歳以上の中・高年から急激に増加し、2014年では転倒・転落死総数7,946人中、65～79歳までが1,994人、80歳以上が4,859人と激増している。同年の65歳以上の死亡率は86.2％であった（図）。

1. 転倒・転落事故による死亡数と年次推移

　1～80歳以上までの転倒・転落死よる死亡数をみてみると、1995年では5,911人であったのが、2014年では7,946人と増加しており、特に、後期高齢者の80歳以上の転倒・転落死が著しく増加し、1995年（2,184人）の約2倍の死亡数（4,859人）となっている[2]（表1）。

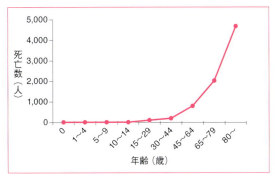

図　年齢別の転倒・転落による死亡数

（厚生労働省：平成25年（2013）人口動態統計の概況より引用）

2. 転倒・転落発生場所別死亡数と割合の年次推移

　転倒・転落事故の発生場所を調べてみると、1995～2014年まで、各年とも、転倒・転落死の43.5～54.3％と高く、家庭内での事故であった[2]（表2）。

3. 転倒・転落の発生状況別死亡数と割合

　転倒・転落死の1番の原因は同一平面上での、「スリップ」や「つまずき」などで起きており、2014年では69.4％と圧倒的に高く、ほとんどの転倒・転落事故が家庭内で起こっている[2]。

4. 転倒・転落による外傷の種類

　転倒・転落による重傷例をみてみると、脆弱性骨折（骨がもろくなって起きる骨折）、すなわち、骨粗鬆症（女性に多く、骨のなかのカルシウムやミネラルが減少し、骨が折れやすくなる病気）に関連した脊椎椎体圧迫骨折（背骨がつぶれてしまう骨折）、大腿骨近位部骨折（太ももの付け根の骨折）、骨盤骨折、橈骨遠位端骨折などが挙げられる。特に、大腿骨近位部骨折は77.7％が転倒・転落事故で起こっており、2040年には約32万人に達すると推測されている[3]。

▶**転倒・転落による外傷後は自立度、ADL、QOLが問題となる**

　寝たきりの原因のなかで3番目に多いのが関節や筋肉などが障害されて起こる運動器疾患といわれ、骨折や捻挫などを含めると約25％になる。骨折のなかでも大腿骨近位部骨折は自立度、ADL（Activities of Daily Living：日常生活動作、日常生活を過ごすうえで必要な身のまわりの動作）、QOL（Quality of Life：生活の質、どれだけ人間らしい、自分らしい生活を送れるかという尺度）に密接に関係してくる。大腿骨近位部骨折後、歩行能力が著しく低下し、発症後1年経過したときの死亡例は20％になる。歩行障害など、永続的な能力・

表1　交通事故と転倒・転落事故の年齢階級別死亡数の年次推移（1995～2014年）

		0歳	1～4歳	5～9歳	10～14歳	15～29歳	30～44歳	45～64歳	65～79歳	80歳～	不詳	総数
交通事故	1995	18	176	216	117	3,795	1,588	4,172	3,595	1,450	20	15,147
	2000	16	104	119	86	2,680	1,464	3,532	3,428	1,417	11	12,857
	2005	11	71	109	71	1,504	1,244	2,628	2,964	1,416	10	10,028
	2009	9	45	63	32	899	774	1,690	2,380	1,409	8	7,309
	2014	2	29	50	34	617	557	1,273	1,835	1,319	1	5,717
転倒・転落事故	1995	8	33	13	15	244	326	1,463	1,613	2,184	12	5,911
	2000	8	40	17	12	220	262	1,225	1,803	2,655	3	6,245
	2005	7	21	8	14	159	257	1,060	1,983	3,191	2	6,702
	2009	7	18	7	10	138	255	930	2,120	3,824	3	7,312
	2014	3	11	5	6	91	188	788	1,994	4,859	1	7,946

（武藤芳照，他 編：転倒予防白書2016. 日本医事新報社，p19, 2016より引用）

表2　転倒・転落の発生場所別死亡数・割合の年次推移（1995～2014年）

	家庭	居住施設	学校・施設・公共地域	スポーツ施設など	街路	商業施設など	工業用地域・建築現場	農場	その他の場所	不明	総数
1995	2,115	207	531	21	399	284	548	65	689	1,052	5,911
	43.5%	4.3%	10.9%	0.4%	8.2%	5.8%	11.3%	1.3%	14.2%		
2000	2,163	251	561	29	401	251	410	40	680	1,459	6,245
	45.2%	5.2%	11.7%	0.6%	8.4%	5.2%	8.6%	0.8%	14.2%		
2005	2,425	214	439	14	501	237	285	66	558	1,963	6,702
	51.2%	4.5%	9.3%	0.3%	10.6%	5.0%	6.0%	1.4%	11.8%		
2009	2,676	288	426	26	470	259	229	96	655	2,187	7,312
	52.2%	5.6%	8.3%	0.5%	9.2%	5.1%	4.5%	1.9%	12.8%		
2014	2,726	351	419	19	463	262	194	64	519	2,929	7,946
	54.3%	7.0%	8.4%	0.4%	9.2%	5.2%	3.9%	1.3%	10.3%		

注）割合は不明を除いて算出
（武藤芳照，他 編：転倒予防白書2016. 日本医事新報社，p21, 2016より引用）

機能低下した人が30％、1人で歩行できない人が40％、ADL面でも、排泄、衣服の着脱など、今までできたことが少なくても1つできなくなった人が80％になる[4]。

大腿骨近位部骨折の手術後の調査結果でも、受傷前に屋外を独歩できていた人が屋外・屋内歩行不能になった割合は1年後では約26％、以前と同じ屋外歩行可能な人は47％しかいなかった。さらに、屋外歩行から屋内歩行に能力低下した人が約74％であった。受傷前、屋内歩行できた人で、手術後1年たって歩行できた人は37％しかいなかった。手術前トイレ動作ができた人（屋内歩行がようやく可能）がトイレ動作も不能になった割合は60％とADL障害が顕著となっている[3]。

▶転倒による外傷の予後不良は深刻な社会問題

転倒・転落による外傷は、特に高齢者の場合、重傷例は死に至ったり、長期臥床になると関節拘縮などのADL障害も顕著となり、それに伴うQOLの低下も含めて、深刻な社会問題となっている。

早急に、転倒・転落予防の啓蒙、バリアフリー化（障がい者、社会的弱者などが生活しやすいように精神面、社会的インフラなどを整備して生活環境を改善する取り組み）を社会全体で取り組む必要があると考える。

文献

1) 厚生労働省大臣官房統計情報部 編：平成21年度 不慮の事故死亡統計 人口動態統計特殊報告. 一般財団法人厚生労働統計協会, 2000
2) 武藤芳照, 他 編：転倒予防白書2016. 日本医事新報社, 2016
3) Hagino H, et al.：Osteoporos Int 20：695-702, 2009
4) Cooper C：Am J Med 103：12S-17S, 1997

講義 3A POINT 転倒リスクおよび機能評価

上内　哲男（JCHO東京山手メディカルセンターリハビリテーション部）

- 転倒リスクの評価とその意義において、転倒の **1次予防** とは、健康的な生活を継続しつつ、転倒の発生そのものを予防することである。**2次予防** とは、転倒の危険性が高い人を早めに発見し、対策を立てることであり、**3次予防** とは、転倒した人に対して身体機能の回復・維持に努め、転倒の再発予防を図ることである。

- 地域在住高齢者と施設入居高齢者では、内的要因・外的要因による転倒リスクや重みづけに違いはあるものの、両者に共通する転倒リスクとしては、**筋力低下**、バランス障害、歩行障害、歩行補助具の利用、視覚障害などが挙げられる。両者に共通してもっとも影響が大きいのは筋力低下である。

- 地域在住高齢者への転倒リスクに関する **多角的な評価とその評価に基づく介入** は、転倒発生を減少させる効果がある。ただし、転倒リスクと骨折リスクに対しては有意な減少が認められなかった。一方、ハイリスク者に対する介入は転倒発生を減少させるが、リスクのない者では効果が認められなかった。

- 入院・施設入居高齢者への転倒リスクに関する多角的な評価とその評価に基づく介入は、介護施設においては転倒発生、転倒リスクの有意な減少は認められないが、有益である可能性が示されている。また、病院においては転倒の発生を減少させると報告されており、今後は急性期・亜急性期での研究が必要である。

- 運動機能に関する **転倒リスクの質問紙評価法** にはさまざまなツールが存在する。病院で実施される質問紙には、**Morse Fall Scale** や **STRATIFY** があり、地域社会で実施される評価ツールには、鳥羽らの **「転倒スコア」** やOkochiらの **転倒アセスメントツール** がある。

- 転倒リスクに関する運動機能評価として **Functional Balance Scale（FBS）**、**Functional Reach test（FR）**、**Timed Up and Go test（TUG）** が挙げられる。いずれのテストもカットオフ値が報告されている。

- **歩行速度** は60歳以降から低下が顕著になり、加齢に伴い加速する。歩行速度低下の原因は歩幅の減少に伴う部分が大きい。

- 地域在住高齢者に限らず入院・施設入居高齢者にかかわる転倒事故は、高齢者の自立生活や生命予後を左右する重大問題であり、なかには訴訟に至るケースもあり、多くの判決で医療側に「**予見義務と注意義務**」が厳しく求められている。

- **運動機能の測定** は簡便に行うことが可能である。さまざまな測定を組み合わせて、総合的に評価し、適切な転倒リスク評価を行うことが必要である。

- **運動機能評価の意義** は、高齢者自身にとっては、自分の状態を認識し、課題を目標設定につなげ、日々の実践に生かすことである。指導者にとっては、リスク管理を行い、転倒予防対策を立て、個々の目標設定に生かすことである。

講義 3A

Q3-1 転倒リスクの質問紙評価法は？

上内 哲男
(JCHO東京山手メディカルセンターリハビリテーション部)

▶地域在住か入院・施設入居かで評価法は異なる

転倒の1次予防とは、健康的な生活を継続しつつ、転倒の発生そのものを予防することである。2次予防とは、転倒の危険性が高い人を早めに発見し、対策を立てることであり、3次予防とは転倒した人に対して身体機能の回復・維持に努め、転倒の再発予防を図ることを指す。転倒リスクの質問紙評価においては、それぞれの段階で的確にリスクの判別と対策の立案が求められる。

1. 転倒リスク

地域在住高齢者の転倒リスクについては、アメリカ老年医学会による転倒予防に関するガイドライン[1]において、筋力低下で4.4倍、過去の転倒経験で3.0倍、歩行能力低下で2.9倍などとされている（表1）。一方、入院・施設入居高齢者の転倒リスクについては、Rubensteinら[2]が筋力低下で6.2倍、バランス障害で4.6倍、歩行障害で3.6倍などとしている（表2）。地域在住高齢者と入院・施設入居高齢者では、内的要因・外的要因による転倒リスクや重みづけに違いはあるものの、両者に共通する転倒リスクとしては、筋力低下、バランス障害、歩行障害、歩行補助具の利用、視覚障害などが挙げられる。このうち両者に共通してもっとも影響が大きいのは筋力低下である。

2. 評価と介入

地域在住高齢者への転倒リスクに関する多角的な評価とその評価に基づく介入は、転倒発生を24%減少させる効果があると報告されている。ただし、転倒リスクと骨折リスクに対しては有意な減少が認められず、ハイリスク者に対する介入は転倒発生を23%減少させたが、リスクのない者では効果が認められなかったとされている[3]。一方、入院・施設入居高齢者への転倒リスクに関する多角的な評価とその評価に基づく介入は、介護施設においては転倒発生、転倒リスクの有意な減

表1 地域在住高齢者の転倒リスク

項目	OR
筋力低下	4.4
転倒歴	3.0
歩行障害	2.9
バランス障害	2.9
歩行補助具の使用	2.6
視覚障害	2.5
関節炎	2.4
ADL障害	2.3
うつ病	2.2
認知機能障害	1.8
80歳以上	1.7

(American Geriatrics Society, et al.: J Am Geriatr Soc 49: 664-672, 2001より引用して一部改変)

表2 施設入居高齢者の転倒リスク

項目	相対リスク
筋力低下	6.2
バランス障害	4.6
歩行障害	3.6
歩行補助具の使用	3.3
視覚障害	2.7
起立性低血圧	2.1
認知機能障害	1.5
抗うつ薬	2.4
鎮静薬・筋弛緩薬	2
非ステロイド性抗炎症薬	1.8
血管拡張薬	1.7
関節炎	1.6
うつ病	1.6

(Rubenstein LZ, et al.: Ann Intern Med 121: 442-451, 1994より引用して一部改変)

少は認められないが、有益である可能性が示されている。また、病院においては急性期・亜急性期でのさらなる研究が必要としながらも、転倒の発生を31%減少させると報告されている[4]。

3. 代表的な質問紙評価法

転倒リスクに関する質問紙評価法にはさまざまなツールがあるが、代表的なものとしては、入院患者に対して使用されるMorse Fall ScaleやSTRATIFY、地域在住高齢者に対して使用される鳥羽らの「転倒スコア」（表3）[5]やOkochiらの転倒アセスメントツールが挙げられる。いずれもカットオフ値や感度・特異度が明示されている。質問紙による転倒リスク評価は、病棟で実施されるのが一般的であるが、施設入居高齢者や地域在住高齢者の転倒リスクを評価するうえでも参考になる情報であるとされている[6]。

表3 鳥羽らの「転倒スコア」

	項目〈はい／いいえ〉
1	過去1年に転んだことがありますか（転倒回数　回）
2	つまずくことがありますか
3	手すりにつかまらず、階段の昇り降りができますか
4	歩く速度が遅くなってきましたか
5	横断歩道を青のうちにわたりきれますか
6	1kmくらい続けて歩けますか
7	片足で5秒くらい立つことができますか
8	杖を使っていますか
9	タオルは固く絞れますか
10	めまい、ふらつきがありますか
11	背中が丸くなってきましたか
12	膝が痛みますか
13	目がみえにくいですか
14	耳が聞こえにくいですか
15	もの忘れが気になりますか
16	転ばないかと不安になりますか
17	毎日、お薬を5種類以上飲んでいますか
18	家の中で歩くとき暗く感じますか
19	廊下、居間、玄関によけて通るものが置いてありますか
20	家の中に段差がありますか
21	階段を使わなくてはなりませんか
22	生活上、家の近くの急な坂道を歩きますか

3、5、6、7、9は「いいえ」を、それ以外は「はい」を1点とし、10点以上が転倒のハイリスクである（感度65.1%、特異度72.4%）

（鳥羽研二, 他：日老医誌 42：346-352, 2005より引用して一部改変）

文献

1) American Geriatrics Society, et al. : J Am Geriatr Soc 49 : 664-672, 2001
2) Rubenstein LZ, et al. : Ann Intern Med 121 : 442-451, 1994
3) Gillespie LD, et al. : Cochrane Database Syst Rev 9 : CD007146, 2012
4) Cameron ID, et al. : Cochrane Database Syst Rev 12 : CD005465, 2012
5) 鳥羽研二, 他：日老医誌 42：346-352, 2005
6) 山田　実, 他：高齢者の転倒予防に対する運動介入. 市橋則明 編：運動療法学各編 高齢者の機能障害に対する運動療法. 文光堂, pp88-102, 2010

講義 3A

Q3-2
転倒リスクの運動機能評価法は？

上内　哲男
(JCHO東京山手メディカルセンターリハビリテーション部)

▶ FBS、FRT、TUGなどが有用

　転倒リスクに関する運動機能評価のうち、実測による評価の代表例としてFunctional Balance Scale (FBS)[1]、Functional Reach test (FR)[2]、Timed Up and Go test (TUG)[3]などが挙げられる。いずれも易転倒性評価のためのカットオフ値が報告されている。

　FBSは、Berg Balance Scale (BBS) ともよばれる。検査は14項目からなり56点満点で、転倒リスクのカットオフ値は45点と報告されている[1](表)[4]。所要時間は20分程度を要するが、総合的なバランス能力の評価テストとして広く用いられている。FRは、立位で膝を曲げずに前方に手を伸ばすことで準動的バランス能力を評価するテストである。転倒リスクのカットオフ値は15cmで、それ以下では転倒のオッズ比 (OR) が4倍になると報告されている[2]。TUGは、背もたれ付きのいすから立ち上がり、3m先の目標をまわって、歩いて戻って、座るという総合的な身体機能の評価方法である。杖などの歩行補助具を用いても測定可能であり、移動能力としての評価だけでなく動的なバランス能力の評価ツールとしても用いられている。転倒リスクのカットオフ値は13.5秒 (Shumway-Cookら 2000) で、わが国の地域在住高齢者では13.8秒 (山田ら 2009) などとされている。また、10m歩行速度 (あるいは歩行時間) もよく用いられる運動機能評価法である。歩行速度は60歳以降から低下が顕著になり、加齢に伴い加速する (Lauretaniら 2003, Kanekoら 1991) といわれている。転倒リスクのカットオフ値は、通常歩行速度で0.5m/秒 (Cwikelら 1998) と報告されている。歩行速度の低下は歩幅の減少に伴う部分が大きく (Kanekoら 1991)、看護・介護現場ではストップウォッチ片手に秒数をはかるよりも、歩数を数えるほうが簡便に歩行能力の評価が可能となる。体調の変動が大きい高齢者においては、日々の歩行周期や歩幅の変動には注意が必要である。

▶ さまざまな測定を組み合わせた総合的評価が必要

　地域在住高齢者に限らず入院・施設入居高齢者にかかわる転倒事故は、高齢者の自立生活や生命予後を左右する重大問題であり、なかには訴訟に至るケースもあり多くの判決で医療側に「予見義務と注意義務」が厳しく求められている (高杉ら 2008)。運動機能の測定は簡便に行うことが可能であり、臨床ではさまざまな測定を組み合わせて、総合的に評価し、適切な転倒リスク評価を行うことが求められる (山田ら 2010)。転倒リスクを判断するための運動機能評価の意義は、高齢者自身にとっては、自分の状態を認識し、課題を目標設定につなげ、日々の実践に生かすことである。一方、指導者にとっては、リスク管理を行い、転倒予防対策を立て、個々の目標設定に生かすことといえる。

文献
1) Berg K, et al.: Physiother Can 41: 304-311, 1989
2) Duncan PW, et al.: J Gerontol 45: M192-197, 1990
3) Podsiadlo D, et al.: J Am Geriatr Soc 39: 142-148, 1991
4) 池添冬芽, 他: 高齢者の運動機能評価. 市橋則明 編: 運動療法学各論 高齢者の機能障害に対する運動療法. 文光堂, p45, 2010

表　Functional Balance Scale

| 以下の各検査項目で当てはまるもっとも低い得点に印を付ける | 以下の項目は支持せず立った状態で実施する |

1) いす座位から立ち上がり
指示：手を使わずに立って下さい。
4：立ち上がり可能，手を使用せず安定して可能
3：手を使用して一人で立ち上がり可能
2：数回の試行後，手を使用して立ち上がり可能
1：立ち上がり，または安定のために最小の介助が必要
0：立ち上がりに中等度，ないし高度の介助が必要

2) 立位保持
指示：つかまらずに2分間立って下さい。
4：安全に2分間立位保持可能
3：監視下で2分間立位保持可能
2：30秒間立位保持可能
1：数回の試行にて30秒間立位保持可能
0：介助なしには30秒間立位保持不能
※2分間安全に立位保持できれば座位保持の項目は満点とする。着座の項目に進む。

3) 座位保持（両足を床に着け，もたれずに座る）
指示：腕を組んで2分間座っていて下さい。
4：安全に2分間座位保持可能
3：監視下で2分間の座位保持可能
2：30秒間の座位保持可能
1：10秒間の座位保持可能
0：介助なしには10秒間座位保持不能

4) 着座
指示：座って下さい。
4：ほとんど手を用いずに安全に座れる
3：手を用いてしゃがみ込みを制御する
2：下腿後面をいすに押しつけてしゃがみ込みを制御する
1：一人で座れるがしゃがみ込みを制御できない
0：座るのに介助が必要

5) 移乗
指示：車いすからベッドへ移り，また車いすへ戻って下さい。まず肘掛けを使用して移り，次に肘掛けを使用しないで移って下さい。
4：ほとんど手を用いずに安全に移乗が可能
3：手を用いれば安全に移乗が可能
2：言語指示，あるいは監視下にて移乗が可能
1：移乗に介助者1名が必要
0：安全確保のために2名の介助者が必要

6) 閉眼立位保持
指示：目を閉じて10秒間立っていて下さい。
4：安全に10秒間，閉眼立位保持可能
3：監視下にて10秒間，閉眼立位保持可能
2：3秒間の閉眼立位保持可能
1：3秒間の閉眼立位保持ができないが安定して立っていられる
0：転倒を防ぐための介助が必要

7) 閉脚立位保持
指示：足を閉じてつかまらずに立っていて下さい。
4：自分で閉脚立位ができ，1分間安全に立位保持可能
3：自分で閉脚立位ができ，監視下にて1分間立位保持可能
2：自分で閉脚立位ができるが，30秒間立位保持不能
1：閉脚立位をとるのに介助が必要だが，閉脚で15秒間保持可能
0：閉脚立位をとるのに介助が必要で，15秒間保持不能

8) 上肢前方到達
指示：上肢を90度屈曲し，指を伸ばして前方へできる限り手を伸ばして下さい（検者は被検者が手を90度屈曲させたときに指の先端に定規を当てる。手を伸ばしている間は定規は触れないようにする。被験者がもっとも前方に傾いた位置で指先が届いた距離を記録する）。
4：25cm以上前方到達可能
3：12.5cm以上前方到達可能
2：5cm以上前方到達可能
1：手を伸ばせるが，監視が必要
0：転倒を防ぐための介助が必要

9) 床から物を拾う
指示：足の前にある靴を拾って下さい。
4：安全かつ簡単に靴を拾うことが可能
3：監視下にて靴を拾うことが可能
2：拾えないが靴まで2.5～5cmくらいの所まで手を伸ばすことができ，自分で安定を保持できる
1：拾うことができず，監視が必要
0：転倒を防ぐための介助が必要

10) 左右の肩越しに後ろを振り向く
指示：左肩越しに後を振り向き，次に右を振り向いて下さい。
4：両側から後を振り向くことができ，体重移動が良好である
3：片側のみ振り向くことができ，他方は体重移動が少ない
2：側方までしか振り向かないが安定している
1：振り向くときに監視が必要
0：転倒を防ぐための介助が必要

11) 360度回転
指示：完全に1周回転し，止まって，反対側に回転して下さい。
4：それぞれの方向に4秒以内で安全に360度回転が可能
3：一側のみ4秒以内で安全に360度回転が可能
2：360度回転が可能だが，両側とも4秒以上かかる
1：近位監視，または言語指示が必要
0：回転中，介助が必要

12) 段差踏み換え
指示：台上に交互に足を乗せ，各足を4回ずつ台に乗せて下さい。
4：支持なしで安全かつ20秒以内に8回踏み換えが可能
3：支持なしで8回踏み換えが可能だが，20秒以上かかる
2：監視下で補助具を使用せず4回の踏み換えが可能
1：最小限の介助で2回以上の踏み換えが可能
0：転倒を防ぐための介助が必要，または施行困難

13) 片足を前に出して立位保持
指示：片足を他方の足のすぐ前にまっすぐ出して下さい。困難であれば前の足を後の足から十分離して下さい。
4：自分で継ぎ足位をとり，30秒間保持可能
3：自分で足を他方の足の前に置くことができ，30秒間保持可能
2：自分で足をわずかにずらし，30秒間保持可能
1：足を出すのに介助を要するが，15秒間保持可能
0：足を出すとき，または立位時にバランスを崩す

14) 片脚立ち保持
指示：つかまらずにできるかぎり長く片足で立って下さい。
4：自分で片足を挙げ，10秒以上保持可能
3：自分で片足を挙げ，5～10秒間保持可能
2：自分で片足を挙げ，3秒以上保持可能
1：片足を挙げ3秒間保持不能であるが，自分で立位を保てる
0：検査施行困難，または転倒を防ぐための介助が必要

得点　　/56

(池添冬芽, 他：高齢者の運動機能評価. 市橋則明 編：運動療法学各論 高齢者の機能障害に対する運動療法. 文光堂, p45, 2010より引用)

講義3B POINT 転倒予防の運動療法

大高　洋平（藤田保健衛生大学医学部リハビリテーション医学Ⅰ講座）

- ▶運動療法による身体機能の向上は、転倒・外傷予防にもっとも有効な手段である。運動療法は、身体の幅広いシステムを向上し、転倒および転倒外傷発生のほぼすべての過程に関与する機能を改善させ、結果的に転倒・外傷を減じることができると考えられる。

- ▶運動療法にはさまざまな種類があるが、①歩行、バランス運動、②筋力増強運動、③3D訓練（太極拳、スクエア・ステッピングなど）、④一般的な身体活動、⑤柔軟、⑥持久力訓練などと分類でき、これらの要素を複数含むプログラムが転倒予防には有効とされる。運動プログラムの立案は、対象や実施環境などに合わせて、適切な運動要素、形態を選択する。

- ▶一般に、（転ばないように）バランスをとる課題を通じて、バランス能力の向上を図るものをバランス運動とよぶ。転倒予防の運動療法のなかで主要な要素に位置づけられることが多い。バランス運動を行う際には、上下、左右の重心移動の大きさや速さなどを対象者にあわせて適切に設定する。

- ▶運動を行う際には、一般的な運動の禁忌、体調不良ではないかなどを事前にチェックをする。運動施行中は脱水や熱中症、転倒事故などが発生しないような環境設定をする。各個人に対して適切な難易度と負荷量を設定することが重要である。グループで運動を行う際にも、運動の仕方に工夫を加え、可能な限り個別の能力に応じた配慮を行う。

- ▶転倒は、日常よく行われている活動時に発生する。また、一定した見解はないが、活動量と転倒発生には関連があるという報告が多い。

- ▶加齢と共に座位時間が増加することが指摘されている。高齢者において、座位時間の増大と転倒発生リスクの関連が国内外にて報告されている。

- ▶「集団での複合的な運動介入」「在宅での個別の複合的な運動介入」「太極拳」「集団での歩行・バランスまたは機能的訓練」で転倒予防の効果が確認されており、複合要素で構成されるアプローチにおいて効果が確認されている。

- ▶病院や施設における運動療法の効果としては、亜急性期のリハビリテーション病棟において、2つの検討をプールすると転倒者数が減じるとされている。施設入居者についての運動量の効果は、全体としては認めないが、介護レベルが低い場合には、転倒予防効果を認めるが、介護レベルが高い場合には逆に転倒を増加させる可能性も指摘されている。

- ▶システマティックレビューによれば、地域在住高齢者に対する複合的な運動介入は、転倒や転倒による全傷害、受診、重篤な傷害、骨折についてそれぞれ減少させる効果が示されている。

講義3B

Q3-3
転倒予防のための運動療法とは？

大高 洋平
(藤田保健衛生大学医学部リハビリテーション医学I講座)

▶運動療法の転倒・外傷予防効果

運動療法は、地域在住高齢者、亜急性期のリハビリテーション病棟、介護レベルの低い施設入居者の転倒予防に効果が認められており、もっとも重要で有効な介入手段である。では、運動療法の転倒・外傷予防効果がほかの介入に比べて比較的明確に示されているのはなぜであろうか。運動が実行可能性の高い介入であるため、試験数が多いことが一因と考えられるが、ここでは少し分析的に運動療法が、転倒・外傷の予防にどのように効果を及ぼすかを考える。

一つ目は、運動療法が体のシステムのどこを改善するかという点に着目したい[1]。身体のほとんどすべてのシステムの低下が、転倒の内的要因となり得る（図a）。一方、運動を適切に行うには、やはり身体のシステムのほぼすべてを必要とする（図b）。特に、バランス運動のように身体を精密に制御するためには、感覚入力から運動出力まで幅広いシステムが必要である。運動療法によるそれらの幅広いシステムの機能向上は、種々の転倒の要因を減じることにつながると考えられる。逆に、その他の個別の病態への介入方法については、比較的ピンポイントに効果を及ぼすことが考えられ、病態が異なる場合には、効果が限定的である場合も予想される（図c）。

二つ目は、運動療法によって運動機能が改善した場合、転倒・外傷発生の過程のどの時期に影響を及ぼすかに着目する。たとえば段差などの何らかの転倒の外的誘因がある場合には、まず足を上げるなど適切な運動制御がその時点で必要である。もし、回避不能だった場合でも転倒が必発するわけではなく、うまく立ち直ることができれば転倒はしない。さらには、もし立ち直れなくてもうまく防御反応が行えれば転んでも外傷を生じない。転倒から外傷が発生するには、外的誘因の回避、立ち直り、転倒後の防御反応のいずれもが破綻した場合に生じる。運動療法における運動機能の向上は、身体の幅広いシステムを向上し、転倒および転倒外傷発生のほぼすべての過程に関与する機能を改善させ、結果的に転倒・外傷を減じることができると考えられる。

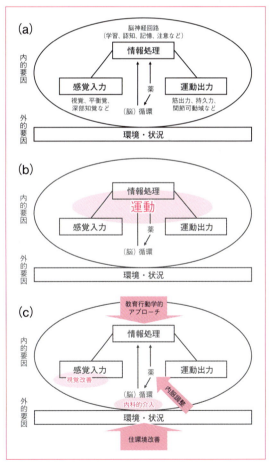

図 転倒要因の概念図(a)と運動の作用点(b)および各介入の作用点(c)

(大高洋平, 他：リハビリテーション医学 40：389-397, 2003 より引用して改変)

▶運動の要素を考えてプログラムを立案する

運動療法のプログラムを立案する場合には、どのような運動要素を含めるかが重要である。運動の要素の分類方法は、多種多様であるが、コクランレビュー[2]においては、運動の要素は、①歩行、バランスそして機能訓練、②筋力増強・抵抗運動、③3D訓練（3次元方向の一定した繰り返しの運動：太極拳、スクエア・ステッピング）、④一般的な身体活動、⑤柔軟、⑥持久力訓練と分類されている。結果として、後述するように、筋力増強訓練単独やバランス運動単独など単独の要素では効果は期待できず、バランス運動と筋力増強など、上記の分類のうち複数の要素を複合したプログラムが有効とされている。また、運動を行う形態として、大きくわけてグループで行う運動と個別に行う運動があり、両者の実施体制には大きな違いがあるが、どちらも転倒予防効果はあるとされている。実際の運動プログラムの立案は、対象の特性、人的・物理的環境、資源などを配慮したうえで、運動の要素、形態（グループ、個別）などを適切に組み立てる。

▶バランス運動は能力に応じて調整を

転倒予防の運動療法という場合に、バランス運動（練習）という用語が頻用され、中心的な要素として位置づけられている。一定した定義はないが、バランス運動課題を通じて、バランスをとる能力の向上を図るものと考えられる。Whippleら[3]は、バランスが試される状況（balance-challenging condition）の定義を、「体の重心線が基底面内から外れる方向へ力が働く状況」としたうえで、日常生活動作（ADL）で想定される場面や環境と考え合わせて、①立位での活動中に予測可能にバランスが試される状況、②床から立位へ立ち上がる際（およびその逆）の姿勢変化、③外からの予測不能な外乱によって崩される状況、に大きく分類している。すなわち、重力に対して、転ばないで予測的に動く、または外乱に対して適切に反応して転ばないでいられるような運動である。過去の報告の分析からは、①の立位での予測的なバランス運動、において転倒予防効果を認めているが、②と③については十分な検証がなされていない[4]。実際のプログラム策定にあたっては、本人のバランス能力に応じて、左右、前後の重心移動の大きさ、速さなどについて、適切に難易度調整をして行うことが大切である。

▶運動を行ううえでの留意点

運動を安全に行うことができる状態なのかについて最大限の配慮が必要である。運動を行うことで健康を損なうような急性の病態や重篤な病態がないか、運動により悪化させるような病態などがないかを実施前に確認する。また、実施中はこまめな水分摂取、寒すぎない暑すぎない環境、特に夏季は熱中症を生じないような環境への配慮をする。運動実施の環境については、対象者の特性、人数、実施する運動に対して、十分なスペースが確保されているかなどの配慮を行う。最後に、対象者に合わせたプログラムを設定することが肝要である。たとえば、いきなりむやみに活動性だけを上げるようなアプローチは、対象によっては転倒の頻度を増すことにもなりかねないし、筋力増強をただやみくもに行うことは転倒予防効果が期待できないだけでなく、むしろ筋骨格系の障害や訴えを増やすこともある。本人に合った適切な難易度と負荷という点に配慮することが大切である。グループで行う場合にも、座位と立位のバージョンを提供する、運動の大きさを各個人で調整するなど、可能な限りプログラムの難易度、負荷に個別性を持たせることが、効果の点からも事故予防の観点からも大切である。

文献

1) 大高洋平, 他：リハ医 40：389-397, 2003
2) Gillespie LD, et al.：Cochrane Database Syst Rev 9：CD007146, 2012
3) Whipple RH：Improving balance in older adults：identifying the significant training stimuli. Masdeu JC, et al. eds：Gait disorders of aging：Falls and therapeutic strategies. Lippincott-Raven, pp355-379, 1997
4) 大高洋平：総合リハ 35：1217-1224, 2007

講義 3B

Q3-4
日常の活動度と転倒の関係は？

北湯口 純

(雲南市立身体教育医学研究所うんなん)

　高齢者の転倒は、どのような活動時に発生しているのだろうか？　ここでは、地域在住高齢者の活動度（行動、身体活動の強度、量）と転倒発生との関係について概説する。

▶ 転倒は日常的な活動時に発生している

　地域在住高齢者の転倒は、約40〜60％が「歩行中」に発生しており、次いで「（座った姿勢から）立ち上がる」「方向転換」「階段昇降」といった動作時に多いとされている。すなわち、実際の転倒は、特別な活動（行動）時ではなく日常よく行われている活動時に発生している。

　日常での活動量と転倒発生との関連を調べた観察研究の成果を整理すると、性別や年齢、身体機能の状態にかかわらず、①活動量が多い高齢者ほど転倒発生リスクが低かった（右肩下がり）、②活動量が多い高齢者ほど転倒リスクが高かった（右肩上がり）、③活動量が多くても少なくても転倒リスクが高かった（U字型の関連）、④活動量との関連は認められなかった、との報告があり、見解は一致していない。しかし、これまで①②③の報告が多いことから、日常での活動量の「多寡」が転倒発生に影響している可能性が考えられる。

▶ 座位行動時間が長くなるほど転倒発生リスクが高まる

　高齢者は、加齢と共に座っている時間（座位行動時間）が増加し、一日の覚醒時間に占める座位行動時間の割合が身体を動かしている時間より大きくなると報告されている。前述のとおり、転倒は歩行中に多く生じているが、座った姿勢からの立ち上り時にも多いことから、座位行動が転倒発生リスクの増加に影響している可能性も考えられる。

　国外の観察研究では、「80歳以上の男性では座位行動時間が長くなるほど転倒発生リスクが高まる」「日常生活で移動制限がある高齢者は座位行動時間が600分／日を上回ると転倒発生リスクが高まる」といった成果が報告され、国内でも「地域在住高齢者（60〜79歳）では座位行動時間が420分／日を上回ると転倒発生リスクが高まる」と報告されている[1]。この理由として、1つには身体機能（転倒回避能力）が低下して段差や障害物など物的環境から影響を受けやすくなること、2つには座位状態からの立ち上がり動作時に姿勢不安定性が生じること、が考えられる。

　これらの知見は、日常での活動度と共に座位行動（不活動度）に着目する必要を示唆している。座位行動時間をターゲットとする転倒予防研究はまだ十分ではないが、高齢者の生活様式を考慮すれば、日常での不活動度の評価スクリーニングも必要と考えられる。

▶ 日常活動度が転倒発生に及ぼす影響

　図1は、日常での活動度を変化させた際の転倒発生への影響をモデル的に示したものである[2]。Aの状態から活動度を低下させると、活動による外的環境への曝露が減るため一時的に転倒リスクは減少するが、身体機能低下が生じ転倒のリスク因子が増大してBの状態に至り結果として転倒頻度が増加する。一方、Aの状態から適切な方法で活動度を高めると、運動機能が向上して転倒のリスク因子が低減したDの状態となり結果として転倒頻度が減少する。しかし、運動機能が十分に伴わないまま活動度を高めれば外的環境への曝露が増えてCのように転倒リスクが高まり結果として転倒頻度が増加することを表している。

　これまで高齢者への適切な運動介入による転倒予防効果が明らかにされている一方、活動上昇に

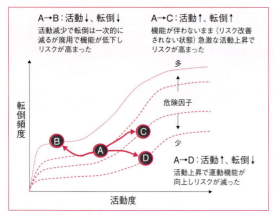

図1　活動度と転倒発生の関連モデル
（大高洋平, 他：リハ医 40：389-397, 2003を参考に作成）

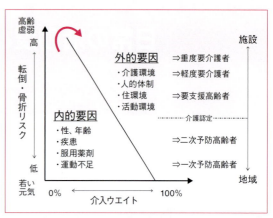

図2　高齢者の状態像に応じたアプローチの介入ウエイト（重点）
（岡田真平, 他：健康運動指導士. 武藤芳照, 他 編著：多職種で取り組む転倒予防チームはこう作る！ 新興医学出版社, pp62-65, 2016より引用して一部改変）

より実際に転倒頻度が増大する可能性も指摘されている。高齢者の運動による転倒予防介入の効果を検証したシステマティックレビュー[3]では、転倒リスクの高い高齢者への運動介入で速歩プログラムは提供しないよう推奨しており、活動上昇による転倒リスクへの注意喚起がなされている。また、病院や介護施設での介入による転倒予防効果を検証したシステマティックレビュー[4]では、介護レベルの高い高齢者に対して運動介入を行うと、場合によっては転倒を増加させる可能性があると指摘している。病院や介護施設など疾患や病態により身体機能が低下している高齢者が多い施設では、活動上昇による外的要因への曝露の増加は転倒のリスク因子の増大に直結することから細心の配慮が必要である。

▶高齢者の状態像に応じた転倒予防介入を

前述のとおり、高齢者の転倒予防において、地域在住者や施設入居者にかかわらず、日常での活動度（質や量）を考慮することが大切である。また、高齢者は心身機能の個人差が大きいため、活動度を高める際は心身機能レベルの適切な評価に加え、転倒予防はもとより体力・行動科学などの最新エビデンスを踏まえた安全かつ効果的なアプローチ選択が重要といえる。図2は、高齢者の状態像に応じたアプローチの介入ウェイト（重点）をモデル的に示している[5]。転倒リスクが高まれば、外的要因から受ける影響も大きくなるため、実際の場の配慮では活動を高めるより活動に応じた安全環境の整備に重点が置かれることになる。これは活動度の側面からアプローチするうえで安全性と効果の両立が容易ではないことを表している。このような活動度と転倒リスクとが釣り合う関係性は、高齢者の状態像に応じた転倒予防介入を考えるうえで重要な視点となる。

文献
1) 北湯口純, 他：運動疫学研 18：1-14, 2016
2) 大高洋平, 他：リハ医 40：389-397, 2003
3) Sherrington C, et al.：N S W Public Health Bull 22：78-83, 2011
4) Cameron ID, et al.：Cochrane Database Syst Rev 12：CD005465, 2012
5) 岡田真平, 他：健康運動指導士. 武藤芳照, 他 編著：多職種で取り組む転倒予防チームはこう作る！ 新興医学出版社, pp62-65, 2016

参考文献
i) 市橋則明 編：運動療法学各論 高齢者の機能障害に対する運動療法. 文光堂, 2010

講義 3B

Q3-5
運動療法のエビデンスは？

北湯口　純
(雲南市立身体教育医学研究所うんなん)

　高齢者の運動機能低下は転倒の代表的なリスク因子である。なかでも、バランス障害、筋力低下、歩行障害、機能制限・日常生活動作(ADL)障害は、転倒の独立したリスク因子と報告されている[1]。その機能改善に運動療法(運動介入)は有効であるが、はたして転倒予防に対する効果はあるのだろうか？

　ここでは、運動療法を用いた高齢者の転倒予防の介入研究のエビデンス(科学的根拠、成果)について、現時点でのコクラン共同計画の最新版のシステマティックレビューの結果に基づいて概説する。

▶地域在住高齢者に対する運動療法のエビデンス

　2012年にGillespieらによって報告されたシステマティックレビュー[2]では(表1)、レビューに採択された159試験(79,193人)のなかで運動介入のみの研究が59試験ともっとも多く、そのうち「集団での複合的な運動介入」「在宅での個別の複合的な運動介入」「太極拳」「集団での歩行・バ

ランスまたは機能的訓練」で転倒予防の効果が確認されている。一方、「個別でのバランス訓練」「集団での筋力訓練」「在宅での個別の筋力訓練」といった単一的な運動による転倒予防の効果は確認できなかった。

　以上から、地域在住高齢者の転倒予防の運動介入では、複合要素で構成されるアプローチが重要である。これは、単一で行われる各運動が有用でないことを意味しているのではなく、解析に用いられた研究数が少ない影響も考えられるため、現時点では十分な疫学的根拠が得られておらず実際の効果はまだ不明と理解すべきであろう。いうまでもなく、高齢者の運動機能改善において、バランス機能や筋力、柔軟性や有酸素性作業能力に対するアプローチは重要である。

　また、この結果を応用する際には、対象者の運動機能レベル(高低)にかかわらず地域在住高齢者全体の結果として要約されている点に留意すべきである。当然ながら、同じ地域在住高齢者でも対象者の運動機能レベルは異なる。特に、運動機能レベルの低いフレイル状態にある対象者への運

表1　転倒(転倒者率/転倒者数)に対する運動療法の効果

介入方法	転倒者率(人年)			転倒者数		
	試験数(人数)	相対リスク(95% CI)	効果	試験数(人数)	相対リスク(96% CI)	効果
集団での複合的*な運動介入	16 (3,622)	0.71 (0.63〜0.82)	○	22 (5,333)	0.85 (0.76〜0.96)	○
在宅での個別の複合的*な運動介入	7 (951)	0.68 (0.58〜0.80)	○	6 (714)	0.78 (0.64〜0.94)	○
太極拳	5 (1,563)	0.72 (0.52〜1.00)	△	6 (1,625)	0.71 (0.57〜0.87)	○
集団での歩行・バランスまたは機能的訓練	4 (519)	0.72 (0.55〜0.94)	○	3 (453)	0.81 (0.62〜1.07)	×
個別でのバランス訓練	1 (128)	1.19 (0.77〜1.82)	×	—**		
集団での筋力訓練	1 (64)	1.80 (0.84〜3.87)	×	1 (120)	0.77 (0.52〜1.14)	×
在宅での個別の筋力訓練	1 (222)	0.95 (0.77〜1.18)	×	1 (222)	0.97 (0.68〜1.38)	×

＊：柔軟運動、筋力トレーニング、バランス訓練、歩行、有酸素(持久性)運動、コーディネーション、姿勢制御などが含まれていた。
＊＊：文献で結果記載なし。

(Gillespie LD, et al.: Cochrane Database Syst Rev 9: CD007146, 2012より引用して一部改変)

表2 入居施設別にみた転倒（転倒者率／転倒者数）に対する運動療法の効果

施設	転倒者率（人年）			転倒者数		
	試験数（人数）	相対リスク（95% CI）	効果	試験数（人数）	相対リスク（96% CI）	効果
介護施設*	8（1,844）	1.03（0.81〜1.31）	×	8（1,887）	1.07（0.94〜1.23）	×
病棟（亜急性期）**	1（54）	0.54（0.16〜1.81）	×	2（83）	0.36（0.14〜0.93）	○

＊：運動療法と通常ケアとの比較。運動内容は、歩行、バランス訓練、コーディネーション、筋力トレーニング、柔軟運動、姿勢維持、太極拳、片脚立位など、試験により異なっており一定していない。
＊＊：運動療法と通常ケアまたは理学療法との比較。運動内容は、座位での下肢筋力トレーニング（股関節屈曲、足関節背屈）と一般的に行われる理学療法の頻度調整。
（Cameron ID, et al.：Cochrane Database Syst Rev 12：CD005465, 2012 より引用して一部改変）

動介入では、優先的に低負荷の筋力トレーニングや柔軟運動から開始して、段階的に運動の質・量を変えていくなどの配慮が必要である。ほかのレビュー論文をもとにフレイル高齢者に限定して解析をした報告では、Gillespie らのレビューでは確認できなかった筋力トレーニングの転倒予防への効果が確認されたという[3]。

▶施設入居高齢者に対する運動療法のエビデンス

2012年にCameronらによって報告されたシステマティックレビュー[4]では、レビューに採択された60試験（60,345人）のなかで13試験が運動療法による研究として採択されている。入居施設別にみた運動療法の介入効果としては（表2）、介護施設では転倒予防の効果は認められていないが、病棟（亜急性期）では転倒者数が64％減少する効果が確認されている。

介護施設では、全体として介入効果はみられないものの、介護レベルが低い場合には転倒予防効果がみられる可能性も報告されている（サブグループ解析）。ただし、介護レベルの高い対象者の場合には転倒を増加させる可能性も指摘されており、対象者のレベルに応じた運動内容の選択が求められる。

病棟（亜急性期）に関しては、理学療法士による管理下で個別に行われた運動介入での効果として確認されている。検証に用いた試験数が少ないため、今後のさらなる試験実施と検証精度の向上が必要ではあるものの、病棟における転倒に対する運動療法の可能性が示唆されている。

▶高齢者への運動療法が転倒関連骨折などの傷害を予防する

転倒による骨折などの傷害予防に対する運動介入の効果を検証した、2013年のEl-Khouryらによるシステマティックレビュー[5]では、地域在住高齢者に対しての複合的な運動介入は、転倒や転倒による全傷害、受診、重篤な傷害、骨折について、それぞれ減少させる効果が示されている。この結果は、高齢者に対する運動療法が、高齢者の転倒予防はもとより、転倒による骨折などの重大な傷害をも予防できる可能性を示唆している。

▶まとめ

高齢者の転倒予防に対する運動療法には一定のエビデンスが認められるが、その実践に際しては、前述のエビデンスの理解と共に、対象者の状態（運動機能レベル、行動ステージなど）に応じた適切な介入方法の選択と判断が求められる。

文献
1) Tinetti ME, et al.：JAMA 303：258-266, 2010
2) Gillespie LD, et al.：Cochrane Database Syst Rev 9：CD007146, 2012
3) 山田　実：理学療法学 43 (Suppl)：13-15, 2016
4) Cameron ID, et al.：Cochrane Database Syst Rev 12：CD005465, 2012
5) El-Khoury F, et al.：BMJ 347：f6234, 2013

講義4 POINT | 疾病と転倒予防の関係

奥泉　宏康（東御市立みまき温泉診療所）

▶神経疾患

転倒に関連する身体要因には、運動要因、感覚要因および高次脳機能要因がある。パーキンソン病は、すくみ足や小さな段差につまずき、立ち上がりや座る際にもバランスを崩しやすく、二重課題で注意が散漫になり転倒しやすい神経疾患である。

パーキンソニズムを呈する進行性核上性麻痺（PSP）は、パーキンソン病より転倒率が高く、転倒出現時期が早い。PSPは、そばに置いてある物に手を伸ばそうとする症状があり、手が届きそうなところに物を置かないように気をつける。

脳卒中後遺症患者は、片麻痺により感覚が鈍く、認知機能障害や半側空間無視、注意力が低下して転倒の危険が自覚できないことがある。安全に動けるための手すり、杖、車いすのブレーキなどの環境整備を行う。

▶特発性正常圧水頭症

特発性正常圧水頭症は、歩行障害、認知症、排尿障害を特徴とし、高齢者に多くみられ、緩徐に進行する。特発性正常圧水頭症は、髄液シャント手術で治療可能な転倒関連疾患である。

▶糖尿病（末梢神経障害を含む）

糖尿病患者は、糖尿病がない人と比較して1.5～4倍転倒しやすく、末梢神経障害は転倒と関連する重要な因子の一つである。また、手段的日常生活動作（ADL）の低下やサルコペニア、歩行速度低下、バランス能力低下が転倒の要因となる。HbA1c8.0％以上でも転倒しやすいが、低血糖があると転倒しやすいことにも注意する。

▶前立腺疾患

前立腺肥大症・癌患者は、前立腺腫大による残尿が生じ、夜間頻尿のために転倒や骨折リスクが高くなる。また、前立腺癌では高頻度に骨転移し、加えてホルモン療法により、骨塩量や筋力の低下をきたし、転倒・骨折のリスクが増大する。高齢者の夜間頻尿は転倒や転倒に関連する骨折を増加させるので、夜間排尿パターンを観察・評価して、適切な排尿のための指導をすることが転倒予防につながる。

講義4

Q4-1
神経疾患と転倒との関係は？

饗場　郁子
（国立病院機構東名古屋病院神経内科）

▶神経疾患は転倒の原因であり頻度が高い

神経疾患は運動障害のみならず、感覚障害、認知機能障害、自律神経障害などさまざまな転倒に関連する要因を多く有し、転倒しやすい。

神経疾患全体でみると、地域在住患者では約半数が転倒し、移動能力別では、一人で歩ける人は46％、介助で歩ける人は65％、車いすを使用している人は50％、寝たきりの人は10％が転倒・転落していた[1]。神経疾患患者は、変形性脊椎症や糖尿病など他疾患を合併していることが多い。転倒の要因を多角的な視点で考えることが重要である。

▶「排泄」と「物」が転倒の誘因になる

神経疾患共通の特徴として、転倒のきっかけとなった行動は「排泄」がもっとも多い。具体的には、「トイレに行きたくなって慌てて転倒」「トイレで排泄後、車いすへ移乗しそこねて転倒」「おむつが濡れて自分で交換しようとしてベッドから転落」などの排泄関連行動が転倒の誘因になっている。排泄に次いで多い行動は「物をとろうとして」である。物を置く位置が安全にとれる場所にないと、バランスを崩して転倒する原因になる。また落ちたものを拾おうとしての転倒も多い。紐で結びつけたり、すべり止めのマットを使用するなど物が落ちないような工夫も必要である。

▶疾患ごとの特徴を考慮した転倒予防対策を

神経疾患の転倒を予防するためには、リハビリテーションを行い、バランス訓練、筋力強化訓練と共に、立ち座りの方法、歩き方、方向転換の方法、車いすへの移乗動作指導のほか、日常生活動作（ADL）を念頭に置いた訓練、たとえば扉の開け方や排泄時の動作指導などを個別に行うことが大切である。以下に代表的な神経疾患ごとの転倒の特徴と対策について述べる。

1. パーキンソン病

症状：神経変性疾患のなかでもっとも多く、人口10万人あたり100～150人とされる。動作緩慢・体のこわばり・手足のふるえ・姿勢保持障害（押されたときに立ち直れない）、姿勢異常、小刻み歩行、すくみ足、加速歩行などの歩行障害が現れる。また、起立性低血圧や排尿障害などの自律神経障害や認知症を合併する場合がある。

転倒の特徴：地域在住患者では、1ヵ月間に約30％[2]、1年間で60～70％が転倒する[1]。歩き始めには足がすくみ、歩行中には足が上がらず小さな段差につまずいて転倒する。立ち上がったり座る際に、バランスを崩して転びやすい。また、体が側方へ傾き、いすから転落する場合もある。ながら歩き（両手でお盆などを持って歩く）は二重課題（歩行＋物を持つ）で注意が散漫になり転倒しやすい。立ち上がった際、起立性低血圧によりふらつき、失神して転倒にいたる場合がある。

対策[1]：視覚的に狭いと足がすくみやすいので、床に物を置かず、動線上はできるだけ広くする。のれんなどもすくみの原因になるため、撤去する。敷居など小さな段差はなくすか、逆にテープなどで目立たせる。歩行中は物を持たないようにするか、ワゴンなどに物を乗せて歩くようにする。普段使う物は安全な姿勢で取れるような場所に設置する。いすは、体が横に傾いて転落しないように、肘掛のあるいすを使用する。弾性ストッキングを使用したり、臥床する際に少し頭を上げておくと起立性低血圧の予防によい。

2. 進行性核上性麻痺（PSP）

症状：人口10万人あたり18人程度で、最近増加が報告されている。初期から転びやすい疾患で、診断基準の必須項目にも「発症1年以内の転倒を伴う

姿勢保持障害」とある。バランスを失ったときに手で防御する反応が起きず、枯れ木が倒れるように転ぶため、顔面・頭部の外傷が多い。垂直性の眼球運動障害により下方がみにくくなり、また前頭葉が障害されるため、把握反射や視覚性探索反応（目の前にある物に手が伸びつかむ）などの症状が出現し、転倒の誘因になる。薬が効かず、進行が速い。

転倒の特徴：地域在住患者では、1ヵ月の間に約60％が転倒し、約10～20％が毎日1回以上転倒する[2]。何かをしようとするときに転びやすく、そばにおいてある物をつかもうとして転倒する[1]。著明な姿勢保持障害により転びやすいにもかかわらず、状況判断ができないために転倒を繰り返す。また一見動かないようにみえる患者でも、突然立ち上がり倒れる（PSPのロケットサイン）ことがあるので注意が必要である。方向転換の際、足がすくんで転倒する場合もある。夜間頻尿のため、排尿に絡んだ転倒も多い。転ぶと頭部や顔面、上半身の外傷を負うことが多い[1]。

対策[1]：手が伸びそうな場所にある物は片づけるか、体に近い安全な場所にまとめる。頭部の外傷が多い疾患なので、転倒が多い場合には、保護帽をかぶったり、家具の角にクッションテープを貼るなど外傷予防にも配慮する。

3. 末梢神経障害

症状：糖尿病、ビタミン欠乏などにより生じる。手足の感覚障害・運動障害を生じる。特に関節位置覚（関節の位置・動きを感知する感覚）などの深部感覚が障害されると、転倒の原因になる。運動神経が障害されると手足の麻痺を生じる。また自律神経が障害されると、起立性低血圧のためにふらつきやめまいを生じて転倒する場合がある。

転倒の特徴[1]：地域在住患者では、1ヵ月間に約30％が転倒する[2]。下肢の筋力低下により起立時や歩行中に転倒しやすくなる。上肢の筋力低下により何かにつかまって支えることが困難になる。垂れ足となり小さな段差などにつまずいて転倒する。立ち上がる際、歩行中に崩れ落ちるように転倒することがある。深部感覚障害が高度である場合には、バランスが悪くなり、特に暗い所で転倒しやすい。立った状態で洗顔する際に、眼を閉じるとバランスを崩して転倒しやすい。

対策[1]：歩行中は、足元を明るくしてよくみえるようにする。履物はすべりにくい靴で、足の裏全体で踏みしめるように歩く。垂れ足のある場合には、段差では足を高く上げて歩く、または足装具を着用する。歩行障害の程度に応じて杖や歩行器など歩行補助具を使用する。洗顔は座って行う。

4. 脳卒中

症状：片麻痺、半身の感覚障害、半側空間無視（半側の空間を見落とす）、認知機能障害、失語（言葉を話せない、理解できない）、構音障害、排尿障害など、脳卒中が起きた脳の部位により多様な症状を呈する。

転倒の特徴：発作1週間目に7％、発症後1年間で55～73％が転倒する[3]。片麻痺、感覚障害に加え、認知機能障害や半側空間無視（特に右脳障害による左無視）、注意力や判断力低下により転倒の危険を自覚できないことも重要な要因となる[1]。また他疾患を合併し、多くの薬を服用している場合が多く、さらに転倒しやすい状況にある[1]。

対策：身体機能の維持のため、定期的に体を動かすと共に、症状に合わせ、安全に動けるよう手すりを設置する[1]。杖は置く位置を決め、杖が倒れないようにしたり、車いすのブレーキを忘れないよう目立たせる、移動場所に物を置かないなどの環境整備を行う。

　神経疾患の場合、患者本人も家族・介護者も「転ぶのは病気のせいだから仕方がない」とあきらめている場合が多い。具体的な転倒予防対策を講じることで転倒を減らすことが可能であることを伝えることが大切である。

文献

1) 厚生労働省 精神・神経疾患研究委託費（15指-3）「政策医療ネットワークを基盤にした神経疾患の総合的研究」班 転倒・転落研究グループ（主任研究者 湯浅龍彦）：自宅で転ばないために―神経疾患患者さんと介護者のための転倒防止マニュアル―. 2006
2) 饗場郁子：医療 60：15-18, 2006
3) Verheyden GS, et al.：Cochrane Database Syst Rev 5：CD008728, 2013

講義4

Q4-2
特発性正常圧水頭症と転倒との関係は？

鮫島　直之
（東京共済病院脳神経外科）

▶ **特発性正常圧水頭症は転倒を起こしやすい疾患である**

　特発性正常圧水頭症（idiopathic Normal Pressure Hydrocephalus：iNPH）は、「先行疾患がなく、歩行障害を主体として、認知症、排尿障害をきたす、脳脊髄液吸収障害に起因し脳室拡大を認める病態で、高齢者に多くみられ、緩徐に進行する。適切な髄液シャント手術によって症状の改善を得る可能性のある」症候群であり、近年注目されている。

　2004年に診療ガイドライン（初版）が発刊された（2011年に第2版[1]）。それに基づいた疫学調査では、iNPH疑いの人は、地域在住高齢者の0.5～2.9%（研究を加重平均すると、高齢者の1.1%）にみられた。最近の調査では、さらに罹患率が高い可能性も指摘され、頻度の多い疾患であることがわかってきた。

　iNPHの歩行障害は、ほぼ必発でもっとも早く出現する症候といわれ、その特徴は失行性・失調性とよばれている。小刻み（small-step gait）、すり足（magnet gait）、ややがに股（broad-based gait）が3大特徴であるため、よく転倒する。パーキンソン病、脊髄小脳変性症などの神経疾患、および脳卒中患者、認知症者とならび転倒しやすい疾患として知られてきている。

　iNPHの画像診断では、特徴的な脳室拡大を示す。高位円蓋部のくも膜下腔は狭小化するが、シルビウス裂は拡大するDESH（Disproportionately Enlarged Subarachnoid-space Hydrocephalus）所見がみられる（図1）。

　治療は髄液シャント手術が有効である。2015年のわが国における多施設共同研究（SINPHONI-2）では腰部くも膜下腔から腹腔へ髄液を導くLPシャント術（腰部くも膜下腔–腹腔短絡術）（図2）の良好な治療結果が示された[2]。脳室を穿刺しないLPシャント術は、高齢者に優しい手術であり、2011年の調査からVPシャント術（脳室–腹腔短絡術）を上まわり、第1選択となることが増えている。iNPHは手術により症状の改善が期待できる易転倒性の疾患である。

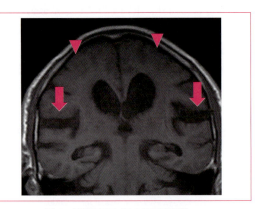

図1　頭部MRI（T1WI冠状断）：iNPHに特徴的なDESH所見
▶ 高位円蓋部のくも膜下腔の狭小化、▶ シルビウス裂の拡大

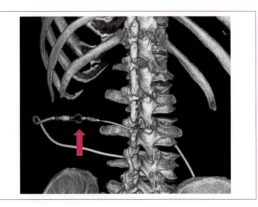

図2　腰椎3D-CT：LPシャント術後
→ 圧調節が可能なバルブとLPシャントチューブ

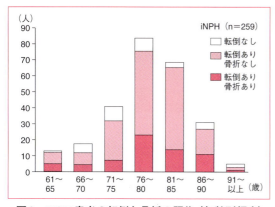

図3　iNPH患者の転倒と骨折の既往（年齢別頻度）

（鮫島直之, 他：日転倒予会誌 1：37-42, 2015 より引用）

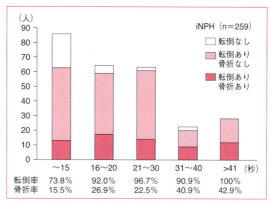

図4　iNPH患者の転倒と骨折の既往（TUGとの関係）

（鮫島直之, 他：日転倒予会誌 1：37-42, 2015 より引用）

▶ iNPHの患者は初期段階からすべての年齢層で転倒しやすい

　iNPHと転倒の関係について、筆者らはprobable iNPH患者259例の転倒の既往と、それに起因する骨折の発生頻度を調査した[3]。

　259例（男性156人、女性103人；平均年齢 78.2±6.9歳）中、228例（88％）に転倒の既往があり、65例（25.1％）に骨折を認めた。

　転倒の特徴をみると、より高齢のiNPH患者に転倒が多いわけではなく、すべての年齢層でiNPH患者は転倒し骨折しやすいことが判明した（図3）[3]。

　転倒および転倒骨折の既往を持つ患者とTimed Up and Go test（TUG）スコアとの関係を調べると、TUGスコアが高くなるにつれ、転倒率も骨折率も上昇したが、TUGスコアが11～15秒の比較的症状の軽い患者でも73.8％とおよそ4人中3人が高率に転倒していた（図4）[3]。

　すなわち、iNPH患者の転倒は、歩行移動が困難な重症例だけに多いわけではなく、症状が比較的軽い初期段階の日常的に屋外歩行を行っている患者にも多いことが大きな特徴である。比較的歩行障害が軽度の場合、歩行速度はやや遅く、長時間、あるいは長距離の歩行が困難になってくる。それでも日常生活のなかでは屋外歩行を行う機会が多いため、ちょっとした階段の段差、ゆるやかな下り坂道、さらには平坦なアスファルトの路上など、屋外での数々の生活場面で転倒を起こすことが多い。

　iNPHは、易転倒性の疾患であることを十分に理解して、治療につなげ、その後の日常生活にも対処していく必要がある。

文献

1) 日本正常圧水頭症学会 特発性正常圧水頭症診療ガイドライン作成委員会 編：特発性正常圧水頭症診療ガイドライン（第2版）. メディカルレビュー社, 2011

2) Kazui H, et al.：Lancet Neurolo 14：585-594, 2015

3) 鮫島直之, 他：日転倒予会誌 1：37-42, 2015

講義4

Q4-3
糖尿病と転倒との関係は？

荒木　厚
(東京都健康長寿医療センター糖尿病・代謝・内分泌内科)

　糖尿病とは血液中のブドウ糖(血糖)が増える病気で、高血糖を放置すると糖尿病網膜症、糖尿病腎症、糖尿病神経障害、動脈硬化性疾患(脳卒中、狭心症、心筋梗塞、末梢動脈疾患)などの合併症をきたしやすい。糖尿病の合併症を防ぐためには、食事療法、運動療法、薬物療法、インスリン療法などを行い、血糖、血圧、血中脂質の値を良好な状態に保ち、適正な体重を維持する必要がある。

▶糖尿病患者は転倒リスクが高い

　糖尿病患者は糖尿病がない人と比較して約1.5～4倍転倒しやすい。特に、インスリン治療の糖尿病患者でこの傾向が著しい。糖尿病患者168例(平均年齢76歳)の1年間の転倒頻度は36.6%であり、糖尿病がない対照43例の18.6%と比べて、糖尿病患者は約2倍転倒している[1](図1)。

　糖尿病患者は転倒のリスク要因を多く有しており、糖尿病合併症、サルコペニア、バランス能力の低下、高血糖、低血糖、認知機能障害、日常生活動作(ADL)能力低下、視力障害、うつ傾向などがある。

　糖尿病合併症のなかで末梢神経障害は転倒と関連する重要な因子の一つである(図2)。糖尿病性末梢神経障害によるしびれ感や疼痛は両側性で上肢よりも下肢優位であることが特徴である。糖尿病患者では末梢神経障害が重症であると複数回の転倒や外傷を伴う転倒を起こしやすい。自律神経障害の起立性低血圧、腎機能障害、視力障害、脳卒中、冠動脈疾患の既往も転倒と関連する(図2)。

▶糖尿病患者の身体機能低下と転倒

　糖尿病患者は糖尿病がない人と比べて手段的ADLや基本的ADLが低下しやすい。手段的ADL低下の段階から転倒のリスクが高くなる。

　糖尿病患者は糖尿病がない人と比べてサルコペニアになりやすい。すなわち、筋肉量が低下しやすく、筋力、筋肉の質(筋力/筋肉量)や歩行速度も低下しやすい。肥満とサルコペニアとが合併したサルコペニア肥満では特に転倒しやすい。

　糖尿病患者における筋力低下、歩行速度低下、バランス能力の低下は転倒の要因となる。糖尿病患者では立位のバランス能力が低下し、Timed Up and Go test (TUG) 時間が長くなる。TUG時間が13秒以上だと、約2倍転倒しやすくなる[1](図1)。

　糖尿病患者では認知機能障害をきたしやすいが、特に実行機能障害があると転倒しやすい。また、うつ傾向があると転倒しやすい。さらに、糖尿病患者では前庭機能の低下や聴力低下も起こりやすく、これらも転倒の要因になり得る。

▶血糖コントロールと転倒

　糖尿病患者における高血糖、血糖低値(HbA1c低値)、および低血糖は転倒の要因となる。糖尿病患者でHbA1c 8.0%以上の高血糖になると、入院にいたる転倒傷害や骨折関連の入院のリスクが1.6～1.7倍となる。一方、HbA1c低値(HbA1c 7.0%未満)でも転倒のリスクが高くなる。特に、

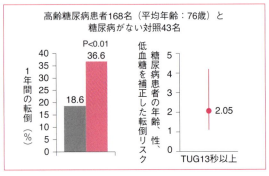

図1　糖尿病患者は歩行能力が低下し、転倒のリスクになる
(Chiba Y, et al. : J Diabetes Complications 29 : 898-902, 2015 より引用)

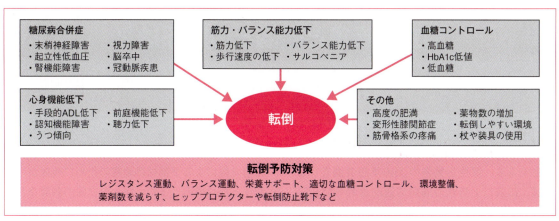

図2 糖尿病患者における転倒要因とその予防対策

インスリン治療ではHbA1c低値に伴う転倒のリスクが高くなることが報告されている[2]。

こうしたHbA1c低値による転倒の一部は低血糖によって引き起こされることが考えられる。低血糖はSU（スルホニル尿素）薬やインスリンなどの薬剤によって起こり、一般に血糖が70mg/dL未満となると発汗、動悸、手のふるえなどの自律神経症状が起こる。また、低血糖は体のふらふら感、頭のくらくら感、脱力感、めまい、ろれつ不良、ぎこちない動作、眼のかすみ、意欲低下、せん妄などの非典型的症状などでも起こり得る。低血糖症状は軽症の場合、早期に発見し、ブドウ糖をとると回復するが、放置すると意識障害やけいれんなどをきたし、重症低血糖となる。重症低血糖を起こした患者では転倒関連の入院、頭部外傷、長期施設入所、および骨折のリスクが増加する[3]。軽症の低血糖でも、低血糖の頻度が増えるほど複数回の転倒頻度が増加する[1]。

これらの結果から、糖尿病患者の転倒予防の観点からは、高血糖にも低血糖にもならないような適切なコントロールを行うことが望ましい。

▶その他の転倒要因

その他、高度の肥満、変形性膝関節症、筋骨格系の疼痛、薬剤数の増加、環境、杖や装具使用も転倒の要因となる（図2）。

▶糖尿病患者の転倒予防対策

糖尿病患者の転倒予防対策として、運動療法、栄養サポート、適切な血糖コントロール、ヒッププロテクター、転倒防止靴下、環境整備などがある（図2）。特にレジスタンス運動やバランス運動を含めた運動療法を行うことが大切である。

栄養では、バランスのよい食事をとり、サルコペニアがある患者では、充分な蛋白質を摂取することが大切である。また、体重減少によるサルコペニアに注意する。

HbA1c高値（8.0％以上）、HbA1c低値（7.0％未満）、または低血糖があると転倒しやすいことに注意する。高齢者ではいつもと違った症状がある場合は早めにブドウ糖などの糖分をとるように指導し、低血糖症状が回復しない場合や低血糖の頻度が多い場合は医療機関の受診を勧める。

環境整備では、部屋の整理整頓を行い、家のなかの段差などを改善するように努める。転倒の頻度が多い場合はヒッププロテクターや転倒防止靴下なども利用する。

文献
1) Chiba Y, et al.: J Diabetes Complications 29: 898-902, 2015
2) Schwartz AV, et al.: Diabetes Care 31: 391-396, 2008
3) Kachroo S, et al.: J Manag Care Spec Pharm 21: 243-253, 2015

講義4

Q4-4
前立腺疾患と転倒との関係は？

赤倉　功一郎
（JCHO東京新宿メディカルセンター泌尿器科）

　前立腺肥大症は高齢男性に高頻度に認められる疾患である。厚生労働省の2010年患者調査によれば、75歳以上男性の傷病別通院患者率で125/1,000人・年であり、高血圧症、眼疾患に次いで第3位であった。また、わが国の前立腺癌罹患者数は、人口の高齢化や生活習慣の欧米化などにより急増している。国立がん研究センターのがん統計予測によれば、2015年は9万8,400人で、男性で胃癌を抜いて前立腺癌が第1位と報告された。

▶前立腺疾患が転倒・骨折リスクを高める3つの要因

　前立腺疾患は高齢者に多く、局所症状、骨転移、ホルモン療法などに起因して、転倒および骨折のリスクが増大する（図）[1]。さらに、前立腺癌患者が治療中に骨折を起こすとその後の生命予後が不良であることが示された。前立腺疾患患者の対応において、転倒・骨折の予防は重要な意味を持つ。

1. 夜間頻尿

　高齢者においてはさまざまな要因により夜間頻尿をきたす。前立腺肥大症・癌患者では、腫大した前立腺による下部尿路閉塞のために残尿が生じ頻尿となり得る。また、腫大前立腺の刺激などによってしばしば過活動膀胱を合併する。過活動膀胱とは突然起こる強い尿意（尿意切迫感）を主徴とする症候群であり、頻尿や夜間頻尿、尿失禁などの膀胱刺激症状を呈する。高齢者は加齢により膀胱の進展性が低下して膀胱容量が減少する一方、腎機能が低下したり、夜間の抗利尿ホルモンの分泌不全が生じると、夜間尿量が増加する（夜間多尿）。また、脳梗塞などを心配して過剰に水分を摂取していたり、睡眠障害のために軽度の尿意でも覚醒しやすくなる。

　夜間頻尿は転倒の有意なリスク因子であることが確かめられている[2]。後ろ向き研究によれば、夜間2〜3回排尿群では0回群に比較して、転倒率が約2倍増加していた。また、3年間の前向き観察研究によれば、夜間排尿回数0回の群に対する3回以上の夜間頻尿群の転倒の相対危険度は1.28と報告された。さらに、高齢者の夜間頻尿は、転倒のみならず骨折リスクや死亡率増加とも相関することが観察された。

2. 骨転移

　前立腺癌の転移部位は骨がもっとも多い。前立腺癌では骨形成を示す造骨型転移の頻度が高いことが知られているが、骨溶解を現す溶骨型転移や両者の混合型も存外に多く認められ、前立腺癌においても病的骨折をはじめとする骨関連有害事象の頻度は小さくない。

3. ホルモン療法

　前立腺癌の治療において、進行性癌、根治療法後の再発、限局性癌への補助療法などの場面でホルモン療法が行われる。前立腺癌のホルモン療法の本体は、男性ホルモンの作用を遮断する抗男性

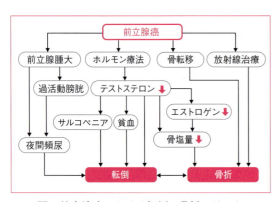

図　前立腺癌における転倒・骨折のリスク

（赤倉功一郎：夜間頻尿と転倒リスク. 細井孝之, 他 編：前立腺癌と男性骨粗鬆症 最新骨管理マニュアル改訂第2版, 医学図書出版, pp42-49, 2015より引用して改変）

ホルモン療法である。

前立腺癌に対するホルモン療法において、12ヵ月以内に有意な骨塩量の低下が認められた。さらに、ホルモン療法の継続によって骨折の頻度が増加することが観察された[3]。また、血中テストステロンは筋肉量と関連し、さらに脚伸展力や握力などの筋力とも相関する。したがって、前立腺癌に対するホルモン療法によってサルコペニアを生じ得る。65歳以上の男性を対象とした観察研究によって、テストステロンが低い男性では転倒リスクが約40%高いことが報告された。

▶前立腺疾患の転倒予防対策

1. 骨への対応

進行性前立腺癌の治療においては、骨への対応の重要性が指摘されている。適切な運動およびカルシウムやビタミンDの摂取や日光への曝露が推奨される。さらに、ホルモン療法施行例の治療経過において、定期的に骨密度の測定を行うことが勧められる。

骨転移を有するホルモン療法抵抗性前立腺癌において、ゾレドロン酸および抗RANKL抗体デノスマブは骨関連有害事象の発現を予防することが示された。また、ホルモン療法による骨塩量減少に対して、各種ビスホスホネートの骨塩量減少抑止効果が報告された。

2. 夜間頻尿への対策

夜間頻尿の診断においては、前立腺疾患などの膀胱蓄尿障害の評価のみならず、多尿、夜間多尿、睡眠障害の評価および鑑別診断が重要である。その結果に基づいて、前立腺疾患への治療と共に、睡眠障害の治療、過度な飲水の制限などの生活指導、弾性ストッキングの着用、就寝前の入浴、午前中の日光浴などの行動療法を含めた、総合的な対策が必要である。また、過活動膀胱を併発している場合には、抗コリン薬やβ₃アドレナリン受容体作動薬が有効である（表）。

表　夜間頻尿への対策

多尿、夜間多尿	
排尿日誌	排尿時刻と1回尿量（夜間多尿の鑑別）
生活指導	飲水指導、カフェイン・アルコール・塩分の過剰摂取是正
行動療法	弾性ストッキング着用、夕刻の運動、就寝前の入浴
薬物療法	デスモプレシン、利尿薬、抗うつ薬
その他	高血圧・心疾患・腎疾患・糖尿病に対する治療
睡眠障害	
薬物療法	睡眠薬の適切な使用
行動療法	午前中の日光浴（メラトニン分泌促進）
膀胱蓄尿障害	
過活動膀胱	抗コリン薬、β_3アドレナリン受容体作動薬
前立腺肥大症	α_1遮断薬、5α還元酵素阻害薬、PDE5阻害薬、手術

▶まとめ

前立腺疾患は高齢者の疾患であり、排尿障害とあいまって夜間頻尿をきたす頻度はきわめて高い。また、前立腺癌に対するホルモン療法によって、骨塩量減少をきたし、サルコペニアなどと共に、転倒・骨折のリスクが増大する。高齢男性の骨折は、その後の生活活動や生命予後に大きく影響すると考えられ、適切な対応が望まれる。

文献

1) 赤倉功一郎：夜間頻尿と転倒リスク．細井孝之，他 編：前立腺癌と男性骨粗鬆症 最新骨管理マニュアル改訂第2版．医学図書出版，pp42-49, 2015
2) Stewart RB, et al.：J Am Geriatr Soc 40：1217-1220, 1992
3) Shahinian VB, et al.：N Engl J Med 352：154-164, 2005

講義5 POINT：薬剤と転倒予防

大谷　道輝（杏雲堂病院薬剤科）

▶ 転倒に影響を与える薬は多数あるので、多剤併用時は注意する
　薬の服用種類が5〜6種類以上になると転倒の発生頻度が有意に高まるため多剤併用を避ける。

▶ 睡眠薬以外の薬でも転倒に影響を与える
　繁用されている降圧薬、糖尿病治療薬、鎮痛薬、利尿薬、下剤なども転倒に影響を与える。

▶ 同効薬の併用に注意する
　睡眠薬や抗不安薬の処方では2剤以上の併用が20%程度に認められる。転倒に影響を与える薬の多剤併用には特に注意する。

▶ 転倒に影響を与える薬は投与量にも注意する
　投与量に制限のある薬も多く、高齢者への処方時には注意する。投与量が増えると、転倒リスクも高まる。

▶ 睡眠薬は転倒リスクを高めるが、不眠も転倒リスクを高める
　不眠のある患者では睡眠薬を服用しているほうが、服用していない患者よりも転倒率が低い。必要に応じて最適な睡眠薬を選択し、投与することが転倒予防には大切である。

▶ 睡眠薬はガイドラインを理解して選択する
　2013年に「睡眠薬の適正な使用と休薬のための診療ガイドライン」が策定されており、睡眠薬の適正使用に不可欠である。

▶ ガイドラインでは非ベンゾジアゼピン系睡眠薬を推奨している
　依存性や耐性の点から非ベンゾジアゼピン系睡眠薬の使用が推奨されている。メラトニン受容体作動薬は安全性が高いがエビデンスが少ないため、現時点では推奨されていない。

▶ ベンゾジアゼピン系睡眠薬による転倒後の損傷に注意する
　転倒後の損傷レベルにも注意する。ベンゾジアゼピン系睡眠薬は非ベンゾジアゼピン系睡眠薬に比べ筋弛緩作用が強く、転倒後にCTやX線撮影をする頻度が高い。

▶ 高齢者では代謝機能が低下するので少ない投与量から開始する
　睡眠薬は肝臓で代謝されるため年齢だけでなく、肝機能にも注意する。

▶ 転倒と薬の関係は施設ごとで異なるので、各施設で対策や評価を行う
　睡眠薬と転倒には関係がないとの報告もある。各施設で薬と転倒の発生頻度の関係を調べ対策を立て、評価する。

講義 5

Q5-1
多剤併用と転倒との関係は？

大谷　道輝
（杏雲堂病院薬剤科）

転倒には多くの薬が影響することが知られている。そのため、多剤併用になると転倒のリスクは増大する。高齢者では多剤併用が多く認められ、polypharmacyとよばれて有害事象やアドヒアランスおよび医療費などの問題も生じている。ここでは睡眠薬を中心とした多剤併用と転倒の関係について紹介する。

▶多剤併用数が増えるほど、転倒リスクが増加する

Kojimaらの調査では図に示すように外来患者において薬が5～6種類に増えると転倒の発生頻度は急増する[1]。Ziaら[2]の報告でも5種類以上の薬の併用は65歳以上の転倒リスクをオッズ比（OR）2.2に高めることを明らかにしている。

高齢者では症状に応じて複数の診療科を受診する結果、薬の種類が増える。この場合、各科の医師はほかの診療科の薬を中止しないため、薬剤師が薬歴を一元管理し、積極的に併用薬を減らす対策を講じることが有用となる。日本老年医学会の「安全な薬物療法ガイドライン2015」では併用薬は6種類以下を推奨しており、処方薬の優先順位を考慮した削減を検討することが大切である。

▶薬効別の転倒リスクの理解も大切

繁用されている薬では睡眠薬以外にも、抗うつ薬、催眠鎮静薬、非ステロイド性消炎鎮痛薬（NSAIDs）、降圧薬、抗不安薬、利尿薬などが知られている。これらの薬による転倒リスクは表1[3,4]に示すように論文ごとで異なっており、各施設での解析が不可欠である。

東京逓信病院（以下当院）における入院患者の部分的最小二乗法（Partial Least Squares：PLS）回帰分析を用いた薬や患者背景と転倒の相関性網羅解析の結果では、年齢がもっともリスクが高く、薬では睡眠薬と下剤、降圧薬およびパーキンソン病治療薬は同等のリスクであり、化学療法薬が続いた。表1に示す海外の報告ではNSAIDsも転倒リスクが高いことが示されているが、当院では認められていない。逆に、海外の報告では下剤は含まれていないが、当院では睡眠薬と同等の転倒リスクが認められている。入院患者の転倒・転落と使用薬剤についての解析などでは、転倒・転落の発生時期の約50%は排泄時であることから、下剤や利尿薬が転倒リスクの高い薬と考えられる。

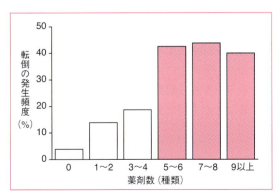

図　都内診療所の外来患者における多剤併用と転倒発生頻度との関係

（Kojima T, et al.：Geriatr Gerontol Int 12：425-430, 2012 より引用して作成）

表1　薬効別の転倒リスク

薬効分類	OR*	OR**
抗うつ薬	1.68	2.6
催眠鎮静薬	1.47	2.6
NSAIDs	1.21	2.4
降圧薬	1.24	2.1
利尿薬	1.07	0.96

＊Woolcott JC, et al.：Arch Intern Med 169：1952-1960, 2009
＊＊Granek E, et al.：J Am Geriatr Soc 35：503-511, 1987

表2 転倒リスクの高い薬の併用によるリスクの変化

薬の組合せ	OR
2種類	
NSAID+催眠鎮静薬	8.3
抗うつ薬+催眠鎮静薬	6.9
抗うつ薬+強心薬	5.7
抗うつ薬+血管拡張薬	5.2
NSAID+血管拡張薬	5.2
抗うつ薬+利尿薬	4.3
強心薬+NSAID	3.4
利尿薬+NSAID	3.0
強心薬+催眠鎮静薬	2.7
催眠鎮静薬+利尿薬	2.4
3種類	
利尿薬+NSAID+催眠鎮静薬	17.8
強心薬+NSAID+催眠鎮静薬	13.4
強心薬+NSAID+血管拡張薬	13.4
抗うつ薬+強心薬+利尿薬	10.5
利尿薬+NSAID+血管拡張薬	8.3

転倒リスクの高い薬（Fall Risk-Increasing Drugs：FRIDs）である循環器用薬、中枢神経系作用薬、NSAIDsおよび糖尿病治療薬の併用では2種類以上は転倒リスクがOR 2.9であり、5種類以上の薬の併用時の転倒リスクのOR 2.23より高く危険である[2]。Granekら[4]の報告でも転倒リスクの高い薬の併用は表2に示すようにリスクが増大する。

▶同種同効薬でも転倒リスクは異なる

薬の転倒リスクについて、多くの論文では薬効群で評価されている。しかし、同種同効薬でも転倒リスクは異なる。睡眠薬では「睡眠薬の適正な使用と休薬のための診療ガイドライン」にも記載されているように、転倒リスクはベンゾジアゼピン系睡眠薬＞非ベンゾジアゼピン系睡眠薬である。非ベンゾジアゼピン系睡眠薬でもゾピクロン＞ゾルピデム＞エスゾピクロンの順に転倒リスクが低い。降圧薬ではサイアザイド系利尿薬の転倒リスクが高い[5]。サイアザイド系利尿薬では処方後の日数によっても転倒リスクは異なっており、処方初日ではOR 9.96で次第に低下し、8〜14日ではOR 5.02、22〜28日ではOR 2.27、28日以上ではOR 1.22と推移する。このように同種同効薬でも転倒リスクに違いがあり注意を要する。

▶投与量にも注意する

多剤併用は転倒リスクを高めるが、さらに個々の薬の投与量にも注意が必要である。睡眠薬ではジアゼパム換算での投与量と転倒率に相関関係が認められている。高齢者の場合、睡眠薬の投与量に制限があるにもかかわらず、投与量を超えて処方されることも少なくない。

ゾルピデム酒石酸塩は1日10mgが制限量であり、高齢者では5mgから投与を開始する。トリアゾラムも高齢者の不眠症には0.25mgまでとなっている。睡眠薬や抗不安薬を併用している患者では、ジアゼパム換算で単剤処方に比べ2剤併用では2倍、3剤併用では3倍になっており、転倒リスクも高まっている。催眠鎮静薬の過量投与は、常用量依存、乱用・依存、自殺企図など多くの問題が指摘されている。これら問題のある薬では長期処方にも注意する。

▶まとめ

薬による転倒では多剤併用によりリスクが増加する。特に5〜6種類以上では転倒リスクは急増するので注意を要する。多剤併用では特に転倒リスクの高い薬同士の併用はリスクがより高まるので、投与量や投与期間を含めて併用薬の削減を考慮することが大切である。

文献
1) Kojima T, et al.：Geriatr Gerontol Int 12：425-430, 2012
2) Zia A, et al.：Geriatr Gerontol Int 17：463-470, 2017
3) Woolcott JC, et al.：Arch Intern Med 169：1952-1960, 2009
4) Granek E, et al.：J Am Geriatr Soc 35：503-511, 1987
5) Gribbin J, et al.：Age Ageing 39：592-597, 2010

講義5

Q5-2
睡眠薬と転倒との関係は？

平　俊浩
（福山市民病院精神科・精神腫瘍科）

　高齢者の転倒は、認知機能、身体要因、環境要因など、さまざまな要素が絡み合って生じるため、睡眠薬内服後の転倒すべてを、副作用に起因するものと断定するわけにはいかない。しかし、薬剤が関連した転倒を疑わざるを得ない症例があることも確かである。では高齢者の睡眠薬使用と転倒の関係についてどのように考えたらよいだろうか。ここでは睡眠薬の種類と作用機序、副作用を解説しながら、転倒予防の観点を重視した睡眠薬選択のポイントについて概説する。

▶ $GABA_A$ 受容体作動性睡眠薬の鎮静作用に注意

　現在わが国で処方可能な主な睡眠薬を表にまとめた。このうち、バルビツール酸類は呼吸抑制などの重篤な副作用から睡眠薬として使用されることはほとんどなくなっている。次に登場したベンゾジアゼピン系睡眠薬は副作用が軽減されたため、多くの医療現場で処方されてきた。1980年代に登場した非ベンゾジアゼピン系睡眠薬はさらに安全性が高まった。このように、新しい世代になるほど副作用が減っているが、これら3世代の睡眠薬はどれも脳神経系の働きを抑制する神経伝達物質GABAの受容体を介して大脳全体を鎮静する薬剤であるため、$GABA_A$ 受容体作動性の睡眠薬とまとめることができる。

▶ $GABA_A$ 受容体作動性睡眠薬の副作用が転倒リスクを高める

　$GABA_A$ 受容体作動性睡眠薬の服用からの経過時間と、血中濃度に応じた作用の変化を図に示した。服用後、速やかな薬剤の血中濃度の高まりと

表　主な睡眠薬の分類、作用と副作用

開発時期	分類		一般名（商品名）	作用	副作用
1900年〜 第1世代	バルビツール酸類		フェノバルビタール（フェノバール®） ペントバルビタールカルシウム（ラボナ®） など	中枢神経系の活動を強力に鎮静	呼吸抑制、記憶障害、せん妄、平衡機能障害、筋弛緩作用、依存性、耐性、反跳性不眠など
1960年〜 第2世代	$GABA_A$ 受容体作動性睡眠薬	ベンゾジアゼピン系睡眠薬	トリアゾラム（ハルシオン®） エチゾラム（デパス®） ブロチゾラム（レンドルミン®） リルマザホン塩酸塩水和物（リスミー®） ロルメタゼパム（エバミール®） フルニトラゼパム（サイレース®） エスタゾラム（ユーロジン®） ニトラゼパム（ベンザリン®） クアゼパム（ドラール®） フルラゼパム塩酸塩（ダルメート®） ハロキサゾラム（ソメリン®）など	中枢神経系活動を中等度に鎮静 抗不安作用あり	記憶障害、せん妄、平衡機能障害、筋弛緩作用、依存性、耐性、反跳性不眠など （バルビツール酸類より軽減）
1980年〜 第3世代		非ベンゾジアゼピン系睡眠薬	ゾピクロン（アモバン®） ゾルピデム酒石酸塩（マイスリー®） エスゾピクロン（ルネスタ®）	中枢神経系活動を弱めに鎮静 弱い抗不安作用	記憶障害、せん妄、平衡機能障害、依存性、耐性、反跳性不眠など （ベンゾジアゼピン系より軽減）
2000年〜 第4世代 以降	メラトニン受容体作動薬		ラメルテオン（ロゼレム®）	体内時計に作用して睡眠誘発 鎮静作用なし	眠気など 重篤な副作用はない
	オレキシン受容体拮抗薬		スボレキサント（ベルソムラ®）	覚醒系の抑制 鎮静作用なし	眠気、頭重感など 重篤な副作用はない

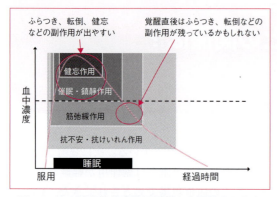

図　GABA_A受容体作動性睡眠薬の血中濃度と作用

共に、抗不安作用・抗けいれん作用から薬効が出現する。次に筋弛緩作用が出現し、その後催眠・鎮静作用が現れる。血中濃度がもっとも高い時間帯は大脳を鎮静する作用も強く、その間に覚醒したとしても健忘を残すことがある。その後、薬剤が代謝されて血中濃度が低下すると共に逆の順で薬効も減少していくが、催眠・鎮静作用が消失する血中濃度になっても筋弛緩作用は残存している。また、ベンゾジアゼピン系睡眠薬に比べて筋弛緩作用の少ない非ベンゾジアゼピン系睡眠薬であっても、小脳性のふらつき（平衡機能障害）が生じる可能性が指摘されている。このため、中途覚醒時に患者が眠気を感じず、「大丈夫と思って立ち上がったところ、ベッドから数歩歩いたところで転倒した」という事例が多くみられる。さらに、GABA_A受容体作動性睡眠薬は体調不良を有する高齢者ではせん妄の原因となるため、せん妄による危険回避能力低下により転倒リスクがさらに高まる。そのほかにも薬剤の急激な増量、大量投与、投与内容の変更初日、長時間作用型睡眠薬、高齢、女性で転倒リスクが高いといわれている。

▶新たな作用機序を持つ転倒リスクを高めない睡眠薬

2000年代に入り、新たな作用機序の睡眠薬が開発された（表）。ラメルテオンは体内時計の調整や睡眠誘発作用を持つホルモンであるメラトニンの受容体を刺激して催眠作用を発揮する。スボレキサントは覚醒を維持する神経ペプチドであるオレキシンの働きを抑制することで睡眠を誘導する。どちらも鎮静作用を伴わない睡眠薬であるため安全性が高く、転倒リスクを高めないことがわかっている。また、認知機能低下やせん妄も生じさせず、ラメルテオンはせん妄予防効果も報告されている。これらの睡眠薬は共に抗不安作用を持たないため、不安が強い不眠症患者に対する症状改善効果は弱いが、長期の使用においても有害事象が生じにくい。

▶転倒予防の観点に立った望ましい薬剤選択

転倒予防の観点を重視して高齢者の不眠治療を行う場合、GABA_A受容体作動性睡眠薬の新規処方をなるべく控え、オレキシン受容体拮抗薬やメラトニン受容体作動薬で睡眠改善を図ることが望ましいと考えられる。GABA_A受容体作動性睡眠薬を長期に内服している高齢者においても、薬剤の効果と副作用について患者・家族と情報共有したうえで、スボレキサントやラメルテオンに変更できるとより安全であろう。しかし、GABA_A受容体作動性睡眠薬の急な中断によって反跳性不眠（いわゆるリバウンドによる強い不眠と焦燥感）が生じると、患者の薬剤変更への抵抗が強化されることがあるため、慎重な調整が必要である。当科ではスボレキサントやラメルテオンを前薬に併用してしばらく経過をみた後、GABA_A受容体作動性睡眠薬を段階的に減量し、可能なら中止を試みている。また、使用してきたGABA_A受容体作動性睡眠薬からの漸減・中止が難しい場合は、非ベンゾジアゼピン系睡眠薬のなかでも高齢者の用量が定まっており、依存形成や転倒リスクが低いエスゾピクロンに置換してからの減量が比較的容易である印象を持っている。

なお、最後になったが、睡眠を妨げている要因（疼痛などの身体症状、騒音などの環境要因）の同定と除去、生活リズムや運動習慣の見直しなど、非薬物療法を行うことが薬物療法以上に重要であることはいうまでもない。非薬物療法を積極的に指導併用することで、睡眠薬からの離脱成功率も高まることが期待できる。

講義6 POINT｜栄養、ビタミンDと転倒予防

鈴木　隆雄（桜美林大学老年学総合研究所）

- ▶転倒は老年症候群の代表的症候でありその原因は多様である。加齢に伴う身体機能の低下、特に筋力の低下は転倒の直接的な原因であり、転倒リスクを3〜4倍に増加させる。

- ▶加齢に伴う筋力・筋量の低下はサルコペニアとして知られ、その背景要因として低栄養が存在している。特に蛋白質の摂取量低下やビタミン類（特にビタミンD）の摂取量低下によって筋量・筋力が低下しサルコペニアを生じるため、容易に転倒リスクが高まる。

- ▶わが国の地域在住高齢者を対象とした横断的研究から、高齢者の運動機能の関連要因として男女ともに血清25（OH）Dが筋力（握力）、バランス能力（開眼片脚立位時間）そして歩行速度のいずれについても有意かつ独立に関連している。

- ▶1年間の追跡を行った縦断的研究から、ベースライン時の血清アルブミンや血清25（OH）D濃度と転倒発生との関連性について報告された。すなわち、血清25（OH）D濃度はほかの要因を調整してもなお有意で独立した転倒の予防因子である。

- ▶血中のビタミンDを規定する要因は、食事からのビタミンDの摂取と、太陽光に含まれる紫外線照射による生合成の2つである。食物ではビタミンDは主に脂肪の多い魚類（特にサケ、ニシンなど）に含まれている。

- ▶わが国の高齢女性の血清25（OH）D濃度は低く50nmol/L（20ng/mL）以下の者が55％を占めていると推定されている。最大の低下要因は、日光照射（紫外線暴露）を忌避する習慣により、皮下でのビタミンD生合成低下の影響が大きいと考えられる。

- ▶施設入居高齢者は地域在住高齢者よりもフレイルあるいはサルコペニアの進行した例が多く、転倒の頻度も高い。特に自立歩行の衰えた者で、さらに低栄養状態では転倒リスクは約2倍と有意に高くなる。また血中のビタミンD濃度も低下しやすい。

- ▶近年、転倒予防に関与する可能性のある活性型ビタミンD（エルデカルシトール）製剤も開発販売されるなど、転倒予防やサルコペニア予防など、単に骨粗鬆症のみならず、ビタミンDの高齢者への有効性に関しては再評価されている。

講義6

Q6-1
栄養と転倒の関係は？

鈴木　隆雄
（桜美林大学老年学総合研究所）

▶低栄養は転倒リスクを増加させる

　転倒は老年症候群の代表的症候であるが、その原因は多様である。加齢に伴う身体機能の低下、特に筋肉の低下は転倒の直接的な原因であり、転倒リスクを3〜4倍に増加させる[1]。加齢に伴う筋量・筋力の低下はサルコペニアとして知られ、その背景要因として低栄養が存在している。すなわち、加齢に伴う蛋白質-総カロリー摂取量低下、種々のビタミン（特にビタミンD）摂取量低下に代表される栄養学的障害により、高齢者の健康障害が出現し、その結果転倒のみならず、①施設入居リスクの増加、②QOL（生活の質）の低下、そして③死亡率の増加などが多くの研究によって明らかにされている[2〜4]。いずれにしても高齢期においては蛋白質（特に動物性蛋白質）の摂取量低下とビタミン類（特にビタミンD）の摂取量低下によって筋量・筋力が低下し、サルコペニアが生じることで容易に転倒リスクが高まることは明白である。

　Suzukiら[5]は地域在住高齢者2,957名を対象とした横断的な研究から、高齢者の運動機能を、特に転倒と密接に関連する筋力（握力）、バランス能力（開眼片脚立位時間）および歩行速度に関して血清アルブミン濃度および血清25（OH）Dとの関連性について重回帰分析した。その結果、男女ともに血清アルブミン濃度が有意に（独立に）関連していたのは筋力だけであった。一方、血清25（OH）Dは筋力、バランス能力、そして歩行速度のいずれについても有意かつ独立に関連していることが明らかとなった。さらに、転倒を目的変数としたときの多重ロジスティック回帰モデルによる分析では、血清アルブミン濃度の有意差は消失している（表1）[5]。

　また、横断研究に加え、縦断研究での1年間の追跡の結果、ベースライン時の血清アルブミンや血清25（OH）D濃度と転倒発生とに関連性があることが報告されている[6]。すなわち、ベースライン健診項目ごとに対象者を2群に分割し、追跡1年間の転倒発生のオッズ比（OR）を年齢調整して転倒発生リスクを算出した。その結果、血清アルブミン4.3g/dL未満では4.3g/dL以上に比較して1.32倍と有意に転倒発生リスクが高かった。また、追跡1年間の転倒発生に関する関連要因のリスクについては多重ロジスティック回帰モデルを用いた分析を行った結果、表2[6]に示すように、血清アルブミン濃度は血清25（OH）D濃度と同様、ほかの要因を調整してもなお有意で独立した転倒の予防因子（各々OR 0.56；P=0.043、OR 0.98；P=0.023）であることが明らかにされた。

　施設入居高齢者は地域在住高齢者よりもフレイ

表1　横断研究における転倒に関連する要因についての多重ロジスティック回帰モデルによる分析

リスク因子	男性			女性		
	OR	95% CI	P	OR	95% CI	P
年齢（歳）	1.02	0.95〜1.10	NS	1.02	0.99〜1.06	NS
通常歩行速度（m/秒）	0.87	0.77〜0.97	0.015	0.92	0.88〜0.97	0.001
血清アルブミン（g/dL）	1.69	0.45〜6.33	NS	1.60	0.88〜2.90	NS
血清25（OH）D（ng/mL）	1.00	0.95〜1.06	NS	0.97	0.94〜0.99	0.010

(Suzuki T, et al.: J Bone Miner Res 23: 1309-1317, 2008 より引用)

表2 縦断研究における転倒発生に関連する要因についての多重ロジスティック回帰モデルによる分析（女性のみ）

リスク因子	OR	95% CI	P
年齢（歳）	1.03	0.98～1.08	0.026
血清アルブミン（g/dL）	0.56	0.32～0.98	0.043
通常歩行速度（m/秒）	1.12	1.02～1.23	0.015
ベースライン時における転倒経験	3.89	2.88～5.26	<0.001
血清25（OH）D（ng/mL）	0.98	0.96～1.00	0.023

（Shimizu Y, et al.: Osteoporos Int 26：2185-2192, 2015 より引用）

ルあるいはサルコペニアの進行した例が多く、転倒の頻度も高いことが知られている。Neyensらはオランダにおける長期介護ケア施設（81施設）入居者6,701名を対象とした、低栄養と転倒との関連性を分析した研究を報告した[7]。本研究での低栄養の定義は①BMI≦20kg/m^2、②意図しない体重減少（6ヵ月で6kg以上の減少または最近1ヵ月で3kg以上の減少）、そして③BMIが21～23kg/m^{2}の間で、3日間の絶食あるいは10日以上の食事量減少のあった者、の3項目である。対象者6,701名のうち転倒経験者は658名（9.8％）であったが、転倒経験者群と非転倒経験者群間で平均年齢に有意差はなかったものの、BMI、慢性疾患の数、自立度、ブレーデンスケールによる活動度などに有意差を認めている。転倒に対する活動度（自立歩行の可否）、および栄養水準（低栄養、リスクあり、リスクなし）による分析から、自立歩行不可群での転倒に対するORは、低栄養のリスクのない者を基準（OR=1.000）とすると、リスクありでOR 1.153、低栄養ではOR 2.022であり、

表3 多変量解析による栄養状態（3種類）および身体活動性（2種類）と転倒の関連性

	OR fallers	95% CI	P-Value
ベットまたはいす生活			
低栄養リスクなし	1.000		
低栄養リスクあり	1.153	0.923～1.440	0.210
低栄養	2.022	1.611～2.538	<0.01
自立歩行可能			
低栄養リスクなし	1.000		
低栄養リスクあり	1.337	0.859～2.081	0.199
低栄養	1.519	0.985～2.344	0.056

（Neyens J, et al.: Arch Gerontol Geriatr 56：265-269, 2013 より引用）

有意に転倒のリスクが高くなっていた。一方、自立歩行可能な群では有意差は検出されなかった（表3）[7]。したがって本研究の結論として、低栄養は転倒リスクを増加させるが、特に歩行能力の衰えた高齢者での低栄養は有意に転倒リスクを増加させていることが明らかにされた。

文献

1) American Geriatrics Society, et al.: J Am Geriatr Soc 49：664-672, 2001
2) Coleman Y, et al.: Geriaction 18：12-13, 2000
3) Kinney JM: Curr Opin Clin Nutr Metab Care 7：15-20, 2004
4) Meijers JM, et al.: Nutrition 26：432-440, 2010
5) Suzuki T, et al.: J Bone Miner Res 23：1309-1317, 2008
6) Shimizu Y, et al.: Osteoporos Int 26：2185-2192, 2015
7) Neyens J, et al.: Arch Gerontol Geriatr 56：265-269, 2013

講義 6

Q6-2 ビタミンDと転倒の関係は？

鈴木　隆雄
(桜美林大学老年学総合研究所)

▶高齢女性でのビタミンD低値は転倒リスク因子である

　高齢者の転倒は年齢と共に増加することはよく知られている。転倒の発生率については、地域在住高齢者では年間約20％、施設入居の要介護高齢者の場合には40％以上と報告されている。近年、高齢者における転倒発生には、筋力やバランス能力といった身体機能の低下だけではなく、血中のビタミンDの低下が大きく関与していることが明らかとなっている。

　血中のビタミンDを規定する要因は、食事からの摂取と、太陽光に含まれる紫外線照射による生合成の2つである。食物におけるビタミンDは主に脂肪の多い魚類（特にサケ、ニシンなど）に含まれている。2002年の国民栄養調査によれば、日本人成人のビタミンD摂取量の平均は352IU/日であり、ビタミンD摂取基準の200IU/日は十分に満たしていると推定される[1]。

　一方ビタミンDの摂取量とは別に血中のビタミンD濃度、すなわち血清25（OH）Dの濃度の測定結果からは異なった知見が多く報告されている。岡野らの報告[2]によれば、わが国の高齢女性（平均年齢65.7歳）では血清25（OH）D濃度が50nmol/L（20ng/mL）以下の者が55％を占めているとされる。これは食物摂取によるビタミンD（この場合は主にビタミンD$_2$）不足よりもむしろ日光照射（紫外線暴露）による皮下でのビタミンD（この場合はビタミンD$_3$）生合成不足の影響が大きいためと考えられる。したがって、血中のビタミンD濃度を健康な状態に維持するためには、食物からのビタミンD摂取よりもむしろ適切な日光浴による体内でのビタミンDの生合成に注意を払うべきと考えられる。

　高齢者において血清25（OH）D濃度が不足すると、骨粗鬆症や転倒・骨折を始めとするさまざまな筋骨格系の障害との関連性が明らかとなっている。ビタミンDと転倒に関してはBischoff-Ferrariらによる5つの臨床実験の結果、天然型あるいは活性型いずれのビタミンD投与群でも、非投与群に比べて転倒発生率が20％程度減少した[3]（図1）。わが国においても地域在住高齢者2,957名を対象とした横断的な疫学研究において、血清25（OH）D濃度については以下のような性差に関する特徴が示された[4,5]。

①女性においては加齢と共に血清25（OH）D濃度は有意に低下する。

文献	投与量	例数	対照群	OR [95%CI]
Gallagher (2001)	D$_3$,0.5μg	246	P	0.53[0.32〜0.89]
Dukas (2004)	D$_3$,1.0μg	378	P	0.69[0.41〜1.16]
Graafmans (1996)	D,400IU	354	P	0.91[0.59〜1.40]
Pfeifer (2000)	D,800IU+Ca	137	Ca	0.47[0.20〜1.09]
Bischoff (2003)	D,800IU+Ca	122	Ca	0.68[0.30〜1.53]
全体（補正後）		1732		0.78[0.64〜0.92]

P：プラセボ、Ca：カルシウム

図1　ビタミンD投与による、転倒リスクのオッズ比（OR）

(Bischoff-Ferrari HA, et al.: JAMA 291: 1999-2006, 2004 より引用して改変)

②女性の平均値は、男性に比し有意に低値である（28.5 ± 5.0 vs 24.2 ± 4.9 ng/mL；P<0.001）。
③20ng/mL未満の血清25(OH)D不足の割合が女性で有意に高い（4.8 vs 17.7%；P<0.001）。

また血清25(OH)D濃度を男女ともに四分位で比較すると、最低位の者は、それ以外の者に比し、男女ともに筋力（握力）および開眼片脚立位時間が有意に低く、また女性においては転倒経験割合および転倒回数がいずれも有意に高かった。

さらに「最近1年間の転倒経験」を目的変数として、年齢、歩行速度、血清アルブミン濃度、そして血清25(OH)D濃度を説明変数とする多重ロジスティック回帰モデルでの分析を行った。その結果、女性における血清25(OH)D濃度のオッズ比（OR）は0.97（P<0.01）であり、これは1ng/mLの上昇が3%の転倒リスクの減少をもたらす可能性を示唆している。

以上のような横断的研究をベースラインとして、同一対象者を75歳以上の高齢女性に限定し、1年間の転倒発生をアウトカムイベントとした追跡研究（縦断研究）を行った[5]。すなわち、血清25(OH)D高値群（25ng/mL以上）に対する中間値群（20～24ng/mL）および低値群（19ng/mL以下：ビタミンD不足群）の追跡1年間の転倒発生リスクを、多重ロジスティック回帰モデル（年齢調整）で分析したものである（図2）[5]。その結果、転倒を1回以上発生するリスクは、血清25(OH)Dが低くなるほど有意に高くなり、低値群は高値群に対して1.56倍（95%信頼区間［CI］：1.14～2.14、P=0.005）と有意に高かった。さらに転倒を2回以上発生するリスクは、血清25(OH)Dが低

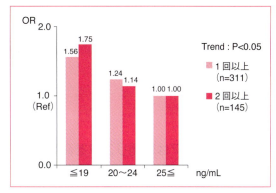

図2　血清25(OH)D濃度別転倒発生リスク
（多重ロジスティック回帰モデル分析、年齢調整OR）

(Shimizu Y, et al.：Osteoporosis Int 26：2185-2192, 2015より引用して改変)

くなるほど有意に高くなり、低値群は高値群に対して1.75倍（95% CI：1.15～2.68、P=0.010）と有意に高かった。また、追跡1年間の転倒発生に関する関連要因についても同様に多重ロジスティック回帰モデルを用いた分析を行ったが、その結果、血清25(OH)D濃度はほかの要因を調整してもなお有意で独立した転倒の予防因子（OR 0.98；P=0.023）であることが明らかになった。

また最近、転倒予防に関与する可能性のある活性型ビタミンD（エルデカルシトール）製剤も開発販売されるなど、ビタミンDが再評価されている一方、各種疾患におけるビタミンD補充療法の効果について否定的な報告[6]もなされている。今後はビタミンDの有効性に関する大規模疫学研究を基にしたEBM（根拠に基づく医療）のさらなる積み重ねが必要である。

文献

1) 中村和利：Clin Calcium 15：1483-1488, 2005
2) 岡野登志夫, 他：Osteoporo Jpn 12：76-79, 2004
3) Bischoff-Ferrari HA, et al.：JAMA 291：1999-2006, 2004
4) Suzuki T, et al.：J Bone Miner Res 23：1309-1317, 2008
5) Shimizu Y, et al.：Osteoporos Int 26：2185-2192, 2015
6) Bolland MJ, et al.：Lancet Diabetes Endocrinol 2：364-365, 2014

講義6

Q6-3
サルコペニアと転倒の関係は？

山田　実
（筑波大学人間系）

▶サルコペニアは転倒リスクを高める

　サルコペニアは2016年に国際疾病分類（ICD-10）に傷病登録され、加齢に伴う骨格筋機能低下を示す病態である。診断基準については、2010年にヨーロッパより、2014年にアジアよりそれぞれコンセンサスレポートが報告され、基準値はやや異なるものの、いずれの報告も筋力低下および骨格筋量減少の両者を備える場合にサルコペニアと定義される[1,2]（図1）。サルコペニアの有病率は65歳以上の高齢者の15〜20％とされ、特に75歳以上の後期高齢者では急激に高まることが示されている。サルコペニアでは、筋力低下による移動能力低下や日常生活動作（ADL）制限、さらに転倒などのリスクを高めることになり、予防や改善を目指す介入はきわめて重要である。

▶サルコペニアは加齢に伴う骨格筋の減少が要因

　サルコペニアは、加齢による筋蛋白の合成と分解のバランス崩壊によって生じると考えられている（図2）。若年期では、通常、筋蛋白の合成と分解のバランスはほぼ一定に保たれており、数年で骨格筋が著しく減少することは考えにくい。しかし、加齢に伴い筋蛋白合成に寄与するホルモンの血中濃度低下や、筋蛋白分解に関与するサイトカインの増加により、筋蛋白の合成量よりも分解量が上回ることで骨格筋は減少する。このような筋蛋白の同化抵抗性は、身体活動不足や蛋白質摂取量不足などによりさらに高まり、サルコペニアの形成を促進させる。

▶サルコペニアでは転倒発生率が2〜3倍に

　もちろん、骨格筋機能低下を示すサルコペニアでは転倒発生率が高まる。地域在住高齢者の転倒発生率を調査した研究によれば、サルコペニア者では非サルコペニア者に比べて転倒発生率が2〜3倍にもなるという。また、転倒発生には骨格筋量よりも筋力のほうが直接的な関係があり、下肢筋力と転倒発生の間には直線的な相関関係があることも示されている。

▶サルコペニアは骨粗鬆症と併存しやすい

　高齢者の転倒発生が負の印象を与える要因の一つに、骨折や頭部外傷などの重篤な外傷を誘発することが挙げられる。確かに、若年者に比較し

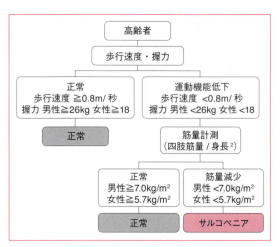

図1　サルコペニアの診断アルゴリズム
（Chen LK, et al.：J Am Med Dir Assoc 15：95-101, 2014 より引用）

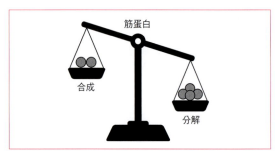

図2　筋蛋白の合成と分解

て高齢者では、転倒によって骨折を誘発する危険性は高く、全転倒発生の約5％に骨折などの重篤な外傷を伴うとされる。サルコペニアが転倒の直接的リスク因子であることは間違いないが、骨折の直接的なリスク因子であるとはいえない。これは、サルコペニアは骨格筋の病態であり、骨折の発生リスクを高めるのは骨粗鬆症であるためである。しかし、興味深いことに、サルコペニアと骨粗鬆症の併存割合は高く、両者が併存する場合には転倒・骨折のリスクが著しく高まるとされる。これには両者の背景因子に共通する点が多いことが挙げられており、近年ではサルコペニア（sarcopenia）や骨粗鬆症（osteoporosis）単独よりも、両者の併存例が多いことから、osteoporosisとsarcopeniaを合わせたオステオサルコペニア（osteosarcopenia）という造語が紹介されるほどになった[3]。つまり、サルコペニアが直接的に骨折に影響するとはいいがたいものの、骨粗鬆症との併存が非常に多いという実態を考慮すれば、サルコペニアになることで転倒と骨折の両イベントのリスクが高まるといえる。

▶転倒恐怖感とサルコペニアによる悪循環

また、高齢者の転倒は心理面に対しても大きな影響を与え、転倒恐怖感や転倒後症候群とよばれる心理的ダメージは転倒した多くの高齢者が有する有害因子である。転倒に対する過剰な恐怖感は身体活動量を低下させ、さらなる運動機能低下を招く主要因となる。転倒に対して"適度"に恐怖感を抱くことは、むしろ転倒への注意喚起になり転倒予防効果があり身体活動量を制限させるような負の作用は少ないと考えられる（図3）。一方、"過剰"な転倒恐怖感は、身体活動量を低下させることでさらなる運動機能低下を招き（サルコペニアの悪化）、この機能低下が転倒発生リスクを増強すると共に転倒恐怖感をさらに増悪させると

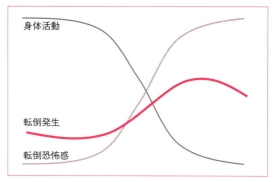

図3　転倒恐怖感と身体活動の関係

いう負の循環が生じる。このような雪だるま様の悪循環こそが、高齢者の健康寿命を短縮させることにつながり、要介護状態を促進する因子になる。

▶予防にはレジスタンストレーニングを

筋力増強を目指すレジスタンストレーニングは、あらゆる高齢者の転倒予防に必ずしも有用とはいえないが、特に機能レベルの低下したサルコペニアやフレイルの状態にある高齢者の転倒予防に有用性が高い。筋力低下は転倒発生の主要因子の一つであるためレジスタンストレーニングによって筋力増強を行うことは転倒予防に有用と考えられがちであるが、たとえばサルコペニアやフレイルの状態にないロバスト（剛健）な高齢者においては、筋力増強効果がそのまま転倒予防に寄与する影響は少ない。これは、ロバスト高齢者の転倒要因が筋力低下のみではなく二重課題処理能力低下などの別の因子であることが背景にあるため、筋力増強だけでなく、別の要素も加えた複合的トレーニングが求められる（Q14-2参照）。一方、フレイルやサルコペニアの状態にある高齢者は、筋力低下に起因して転倒が発生している場合が多く、したがってレジスタンストレーニングによる筋力増強は転倒予防に有用となる。

文献
1) Cruz-Jentoft AJ, et al. ; European Working Group on Sarcopenia in Older People : Age Ageing 39 : 412-423, 2010
2) Chen LK, et al. : J Am Med Dir Assoc 15 : 95-101, 2014
3) Drey M, et al. ; FiAT intervention group : Aging Clin Exp Res 28 : 895-899, 2016

講義7 POINT　認知症と転倒

鈴木　みずえ（浜松医科大学臨床看護学講座）

- ▶ 認知症高齢者は脳神経障害による歩行・バランス機能障害の影響、中核症状（認知機能障害）、BPSD（認知症の行動・心理症状）などにより転倒リスクが非常に高くなる。
- ▶ 認知症の症状には中核症状とBPSDとよばれる中核症状と環境や人間関係へのストレスに関連して生じる反応がある。
- ▶ 認知症のBPSDは転倒につながる危険な行動を誘発する。BPSDに対する向精神薬は副作用としてめまい、ふらつきがあるために転倒リスクが高いため、非薬物アプローチを優先する。
- ▶ 認知症の中核症状によって安全な生活を送るための判断や行動が難しくなり、さらに実行機能障害が転倒と外傷のリスクを高める。
- ▶ 視空間認知障害では、物と物との位置関係がわからず、段差などにつまずきやすい。注意機能障害では、安全に歩行するための注意能力が低下して転倒しやすい。
- ▶ 認知症を持つ高齢者は複数の慢性疾患を合併していることが多く、合併疾患による苦痛、不快、痛みがBPSDや転倒のリスクを高める。
- ▶ 転倒を引き起こす危険行動を抑制するより、そのとき何がしたかったのかという本人の潜在的ニーズから転倒の原因やプロセスを分析することが重要である。危険行動を制止するよりも、本人のニーズを確認してより安全な立ち上がりや移動ができるような対策を行う。
- ▶ 認知症高齢者の転倒予防は生活の質（QOL）を維持・向上することがケアの基盤である。転倒が頻回に起こる場合は、生活機能の変化に伴う援助方法を見直す。援助方法がスタッフ間で十分でない場合は、生活に関するケア方法の改善も必要である。
- ▶ レビー小体型認知症は、認知症のなかでももっとも転倒のリスクが高い。
- ▶ 身体拘束は一時的に転倒を予防し得るかもしれないが、人としての尊厳を奪うことになり、組織全体で身体拘束を行わない体制を整える必要がある。廃用症候群を悪化させ、スタッフとの信頼関係を失わせ、さらなる恐怖感が転倒リスクを著しく増大するなど悪循環を繰り返す。認知症ケアや身体拘束の危険性をスタッフが習熟することが身体拘束廃止につながる。
- ▶ 合併症の悪化や身体治療に伴って認知症高齢者がいつもと違う場合はせん妄を疑う。活動型せん妄では、興奮状態となり転倒のリスクが高まる。せん妄の直接因子である身体疾患やその治療、促進因子である痛みや苦痛、生活環境や心身の要因を分析して適切な対応をすることが重要である。
- ▶ 認知症高齢者の転倒には、生活環境や人間関係、高齢者施設・病院の安全対策やケアシステムが複雑に影響する。転倒は保健・医療・福祉現場における有害事象である。
- ▶ 高齢者施設や病院で認知症高齢者が転倒を起こした場合、組織全体の転倒予防のシステムや教育の課題として検討し、転倒の要因分析をして真摯に取り組む。

講義 7

Q7-1
認知症の特徴と症状は？

鈴木　みずえ
（浜松医科大学臨床看護学講座）

　人口の高齢化に伴って認知症高齢者の数は増大し、高齢者施設や急性期病院における認知症高齢者の割合も増加している。認知症高齢者は、脳神経系の疾患による症状や加齢による心身機能の変化に伴って、転倒リスクが増加する。また、認知症高齢者は加齢に伴うバランス・歩行機能が低下しやすく、転倒により中核症状（認知機能障害）を悪化させたり、いわゆる認知症の行動・心理症状（behavioral and psychological symptoms of dementia：BPSD）とよばれる状況などを引き起こしてバランスを失い転倒を繰り返す悪循環に陥る。

▶歩行機能の低下が認知症のサイン!?

　転倒はバランスと歩行・移動障害から引き起こされ、認知症高齢者は転倒を繰り返すことが多い。歩行機能は認知症を予測することが指摘されており、特に非健忘型軽度認知機能障害の予測に有効と指摘されている。認知機能障害と歩行障害の組み合わせは、小梗塞あるいはレビー小体型認知症にみられるような大脳基底核における神経学的伝達経路の障害が予測される。Morley[1]は、図1のような認知機能障害に関する病理学的転倒リスクを示し、脳血管障害に関係した歩行機能の低下や転倒、フレイルの関係を解説している。脳血管障害によるサイトカインの発生はアミロイド前駆体蛋白質やアミロイドβの増加が報告され、認知症と歩行障害は関係が深いことが指摘されている。さらに老年期に多い抑うつや糖尿病はフレイルや多剤併用となりやすく、副作用として歩行障害を起こしやすい。認知症高齢者は病理学的にも転倒の根本的な歩行機能の低下や不安定性があり、これらに対して転倒予防を目的とした運動やリハビリテーションなどが期待されている。

▶認知症高齢者の転倒の特徴

　認知症高齢者の転倒のプロセスを図2に示した。認知症高齢者は加齢や認知症に伴う脳神経障害の影響による歩行・バランス機能の低下と日常生活動作（ADL）の障害によって転倒しやすい状況にあり、さらに中核症状による記憶障害、失行・失認、注意力の障害やBPSDなどが転倒を引き起こすリスクとなっている。言語で適切に訴えられないニーズも危険な行動を助長して転倒リスクをさらに増大させている。

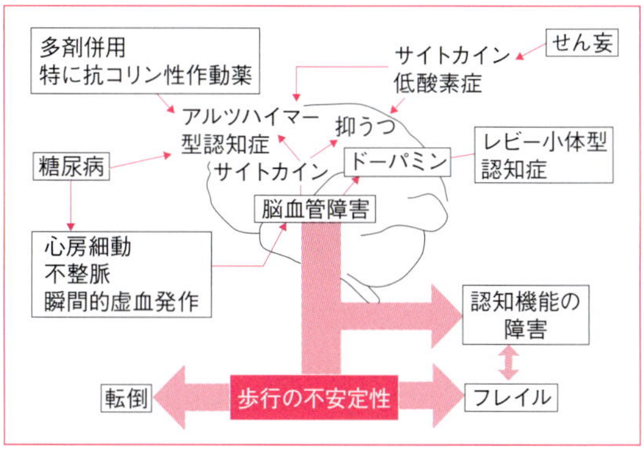

図1　認知機能障害に関する病理学的転倒のリスク
（Morley JE：J Am Med Dir Assoc 17：467-470, 2016 より引用）

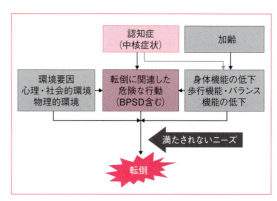

図2　認知症高齢者の転倒の特徴

▶認知症のタイプにより転倒リスクが異なる

認知症高齢者にはさまざまなタイプの認知症があり、さらには認知症高齢者の心身機能や合併症もさまざまである。Allanらは認知症の種類別に初回転倒に関する12ヵ月後の追跡調査を実施し、生存曲線を用いた解析を示した。それによると12ヵ月の間に初回転倒までの期間は、アルツハイマー型認知症47%、次に脳血管性認知症47%、レビー小体型認知症77%、認知症を伴うパーキンソン病90%の順番で高くなった[2]。レビー小体型認知症に関しては歩行に関する運動機能の低下や注意力の障害などの影響が考えられる。パーキンソニズムが1年以上先行した認知症の場合、認知症を伴うパーキンソン病と診断されるが、歩行障害、自律機能の低下などのパーキンソニズムが歩行機能やバランス機能を低下させ、転倒を引き起こす。このように認知症の種類によっても転倒の起こしやすさは異なり、それぞれの種類の特性を踏まえた転倒予防の実践も必要である。

▶認知機能障害と転倒リスク

認知症の中核症状は認知症高齢者にさまざまな生活障害を引き起こしており、中核症状における転倒リスクを表に示した。記憶障害では介助の必要性を伝えても覚えられずに自分で行動してしまい、見当識障害では場所、時間がわからず自分の居場所を探して歩き回るなどの行動を引き起こし、転倒を繰り返す。また、視空間障害では、空間認知の障害があるために、物につまずく・ぶつかるなどして転倒しやすい。視空間障害のある認知症者に対しては生活環境の障害物を除去したり、いすなどを周囲の色と区別できるわかりやすい色にするなどの工夫が必要である。

▶BPSDによる転倒のリスク

BPSDは認知症高齢者が自分でも上手く言語的

表　認知症の中核症状における転倒リスク

中核症状	具体的な症状	転倒との関連
記憶障害	新しいことが覚えられない、思い出せない	介助の必要性を覚えていない。物を置いた場所がわからない。憶えられない
見当識障害	時間、場所などがわからない	時間、場所などがわからず、歩き回って転倒する。見守り体制の十分でない夜間活動量増加
視空間障害	物はみえるが何か認識できない	空間認知の障害のために物の位置がわからず、つまずく・ぶつかる
失認・失行	適切な動作ができない	衣服や履物を正しく着用できないためにバランスを崩して転倒しやすい
注意障害	注意力が障害される	注意深い行動が取れない、注意喚起を理解できず転倒する

に表現できない潜在的なニーズが満たされないために引き起こされる場合が多い。たとえば、「家に帰る」といいながら施設の廊下を行ったり来たりする状態には、親しい人もいない慣れない環境で不安や恐怖が増大しているためであり、安心やくつろぎを感じてもらえる対応が必要になる。アルツハイマー型認知症者が歩き回る行動（徘徊）をする場合は、そうでない認知症者に比べて有意に転倒による骨折を引き起こすとの報告[3]がある。特に、歩き回る行動においては、焦燥感や不安感が強く、注意力や判断力も低下していることから周囲の危険を判断できず転倒のリスクは高まる。従来の徘徊以外にも、興奮して大声を上げたり、介護者の介護を拒否しようとしたり、立位や移動の際に興奮や怒りなどの感情の高まりを伴うなど転倒に関連した危険な行動[4]を引き起こしやすい。

身体拘束は一時的に安全確保できるかもしれないが、人としての尊厳や患者とケアスタッフとの信頼関係を失わせ、さらなる恐怖感により転倒リスクを増大させるなどの悪循環を繰り返す。認知症高齢者の視点からのニーズや転倒を引き起こすプロセスの分析など、ケア実践における適切な判断や対応が重要である。

文献

1) Morley JE : J Am Med Dir Assoc 17 : 467-470, 2016
2) Allan LM, et al. : PLOS One 4 : e5521, 2009
3) Buchner DM, et al. : JAMA. 257 : 1492-1495, 1987
4) Suzuki M, et al. : Am J Alzheimers Dis Other Demen. 27 : 439-446, 2012

講義 7

Q7-2
認知症者の転倒予防対策は？

梅原　里実（高崎健康福祉大学看護実践開発センター）
鈴木　みずえ（浜松医科大学臨床看護学講座）

　認知症者の転倒を予防するには認知症の特徴と認知症者の行動を正しく理解する必要がある。また、認知症ケアは多職種がチームとなり取り組む必要があり、認知症者の特性に合わせたケアや安全な環境づくりを図るには、各職種が転倒・転落アセスメントを正しく行うことが重要である。

▶認知症高齢者の転倒の特徴

　加齢による身体機能の低下に加え認知症の中核症状である記憶障害、見当識障害、判断力や注意力の低下による身体機能の低下に加え、歩行機能・バランス機能の低下と日常生活動作（ADL）の障害および認知症の行動・心理症状（behavioral and psychological symptoms of dementia：BPSD）の発症が転倒につながる危険な行動を引き起こす。BPSDには行動症状である、徘徊・攻撃・暴言・暴力・拒絶・収集、心理症状として興奮・不安・焦燥感・不眠・幻覚・妄想などがある。これらの症状が出現する要因には、心身の不調に加え人的・物理的な環境要因であるスタッフの不適切な対応や患者自身が会話の意味を理解できない、不慣れな環境のなかでのストレスなどが関連している。

1. 疾患別の特徴
　転倒に関連する身体機能の低下による歩行機能やバランス機能障害を発症する特徴がある。
①アルツハイマー型認知症：病期が進行すると歩行障害を発症
②脳血管性認知症：痙性対麻痺歩行、失調歩行
③レビー小体型認知症：筋固縮、パーキンソニズム
④前頭側頭型認知症：不適切な対応による暴力行動や興奮

2. 症状別の特徴
　転倒の要因となる症状には、失認、失行、運動機能障害、視空間障害、注意障害などがある。

3. BPSDの主な特徴
　徘徊・多動、不安・焦燥感、攻撃的行動、妄想やせん妄、向精神薬服用による副作用などがある。

4. 認知症の薬物療法
　メマンチン塩酸塩は、副作用によりめまいや転倒を引き起こす。またドネペジル塩酸塩は、レビー小体型認知症に用いた際にまれに錐体外路症状が出現する場合がある。抗精神病薬であるリスペリドンやペロスピロンは、錐体外路症状や血圧低下が出現する場合がある。またセロクエル、ハロペリドールは、血圧低下などが出現する場合があり用いる際は注意を要する。

5. 身体疾患を持つ認知症高齢者の特徴
　認知症高齢者は、複数の身体疾患が併存している場合が多い。複数の慢性疾患による不調を自らうまく表現できなかったり、身体症状の悪化によりせん妄を発症しやすく重篤化すると回復が長期化するために興奮や落ち着きがなくなることがある。

▶入院の経過による変化に注意

　入院という環境の変化は、転倒のリスク要因となるため入院の経過による特徴を知る必要がある。入院直後では、一時的な混乱状態となり帰宅欲求や頻回な問いかけなど興奮や緊張状態となる。また、治療や身体的変化によるせん妄を発症しやすくなる。その後の安静期間では、昼夜逆転の生活、活動・運動の減少など単調でストレスの多い入院環境により混乱しやすくなる。

▶アセスメントツールの活用

　アセスメントツールを患者の客観的な情報の一つとして転倒予防に用いる。認知症高齢者では、運動機能、バランス能力、認知機能を評価するアセスメントツールを組み合わせることをお勧めする。

▶認知症高齢者の行動への対応

　認知症高齢者の具体的な行動として、興奮して動き回る、突発的な行動をとる、指示に従わず一人で行動しようとするなどがある。急がせたり、驚かせたりせずに患者に敵ではなく味方であることが伝わるよう笑顔で近づき対応する。情報を得ていくなかで、その原因を病態や心身の状態および環境要因などによりアセスメントし患者のニーズの把握に努める。以下の対応の基本を身に付け患者とよい人間関係を築くことがポイントとなる。

1. 対応の基本
①安全を確保できる位置で見守りをしつつ観察を同時に行う。
②声をかけるときは正面から向き合い目線を必ず合わせる。
③混乱している場合でも患者に伝わるよう自己紹介をする。
④視覚や聴覚の障害を補うように手ぶりや身振りを含め挨拶をする。
⑤わかりやすい短い言葉を使う。
⑥興奮を沈めるために穏やかな表情でゆっくり話す。
⑦安心を与える表情である"笑顔"で接する。
⑧意味が不明であっても相手の言葉に耳を傾け、しっかり相槌をうつ。

2. 行動を共にしながらニーズをみつける
　症状から具体的な転倒予防対策を考えることは、時に理解しがたい行動をとる認知症高齢者への理解につながり、患者のニーズに応じた対応を行うことで、患者が本来の自分を取り戻し、落ち着いて生活できるようになる。
①ケアを受ける必要があるのに呼ぶことができない場合は、記憶や失行を助ける工夫をする。
②「一人でできる」「人には頼れない」という思いがあることを前提に、さりげない対応や関係づくりをする。
③精神的な不安定さや気になることがあるような仕草・表情の場合は、気分転換を図る。規則正しい生活リズムにより混乱を減少させる。

3. 安全な行動への環境調整
①立ち上がる前の座位の安定を図る対策
　低床ベッド、立ち上がりサポートマットレスを使用する。
②立ち上がりの安定を図る対策
　a. すべり止めマットを用い靴を履きやすく揃える。
　b. 4点柵をやめ、トイレや車いすへの移乗を支援する手すりを設置する（転ぶスペースが狭ければ大きな外傷を予防できる）。
　c. 壁やタンスなどつかまりやすいものをつなぎ経路をつくる。
③安全な行動へと誘導する
　a. ふらつき、バランスを崩す動作を誘発しないために背後から声をかけない（回転、ふりむきが必要な動作は極力避ける）。ひざまずくような姿勢、かがむ姿勢を避ける。
　b. 視覚に訴える対策として赤や黒の縁取りがあるオレンジ色のテープで停止線を貼る。目標物を設置する。手すりやブレーキを目立たせる。
　c. 外傷予防として低床ベッドを利用する。衝撃吸収マットや衝撃を緩和する床材に変更する。ヒッププロテクターを着用する。
　d. 刺激の制御として安静時間は活動意欲をかき立てる物や人をみせない。移動や移乗時に集中を妨げない。職員は穏やかな言動で対応する。
　e. 刺激を避けそっと見守る。見守りやすい場所（食堂など）の居心地をよくする。居場所をつくる。
　f. 認知症高齢者のニーズにそった個別の活動により、高齢者のライフヒストリーを参考に企画する。

　認知症高齢者は、脳の機能の障害による判断力低下やBPSDを発症しやすい、各種の神経症状、パーキンソニズム、自律神経の機能低下などが生じ、視空間認知の障害が現れるために段差につまずく、踏み外すなどの特徴がある。認知症高齢者の転倒予防のポイントは、周囲の人々がその特徴を捉え、危険の予知・対処を現場で実施し、多職種の視点とケアを組み合わせることで、視野を広げた対策をとることが重要である。

講義8 POINT：転倒・転落リスクアセスメント

征矢野　あや子（佐久大学看護学部）

- ▶転倒・転落リスクアセスメントには、実測評価と観察評価がある。医療機関などでは、カルテからの情報や日常ケアを通した観察によって評価するアセスメントシートが多く使われている。

- ▶転倒・転落リスクアセスメントの目的に応じてアセスメントツールを使い分けるとよい。目的には、①転倒・転落のハイリスク者のスクリーニング（選別）、②対象者の転倒・転落要因を探る（要因探索）、③誰にどのような転倒・転落対策を行うか方針を決める、④転倒・転落予防の介入効果を評価する、⑤対象者とその家族に転倒リスクを注意喚起するために活用する、⑥多職種で転倒予防に取り組む際の共通言語として活用する、などがある。

- ▶転倒・転落リスクアセスメントツールを開発または既存のものを改変して用いる場合は、妥当性（転倒・転落のリスクを的確に把握できること）と信頼性（同じ条件下で同じ検査を受けたならば、同じような結果が出ること）を備えているか確認する必要がある。

- ▶転倒・転落リスクアセスメントの評価者は「転倒・転落」の定義やアセスメントの内容を理解し、同じ基準で評価する。転倒・転落の定義や個々のアセスメント項目の内容と評価基準を等しく理解するための研修や、評価者の臨床的な判断力を高めるために危険予知トレーニング（KYT）などの研修を行う必要がある。

- ▶対象者の心身の状況は変化していくため、その都度アセスメントを行うことが望ましい。また、あらかじめ評価するタイミングを決めておくとよい。

- ▶アセスメント結果だけに頼らず、対象者の「いつもと違う」変化に敏感になる。また複数のアセスメントツールを組み合わせて総合的に評価するとよい。

- ▶アセスメントしても、結果に基づいた対策につなげなければ転倒は予防できない。アセスメント項目に該当した場合どのような対策を講じるか、あらかじめ計画を立てておく。

- ▶アクシデントとは、スタッフの過失の有無にかかわらず、ケアの過程で発生する事故（転倒・転落）によって傷害がもたらされた場合を指す。インシデントとは、実際にはアクシデントではないが、適切に対応しないとアクシデントにつながる可能性がある事柄を指す。

- ▶インシデント・アクシデント報告書にまとめることで、転倒に至る過程を振り返り、事例を集積することができる。その結果、①個別事例の再転倒の予防、②同様の条件を持つ対象者への応用、③共通する課題を見出すことで、環境や管理体制の整備につながる、④スタッフへの注意喚起、などの効果がある。

- ▶インシデント・アクシデント報告書の作成と分析にあたっては、具体的に書くこと、多様な視点から根本的な原因まで追究していくことが求められる。

講義 8

Q8-1
転倒・転落アセスメントシートとは？

征矢野 あや子（佐久大学看護学部）
鈴木 みずえ（浜松医科大学臨床看護学講座）

転倒・転落アセスメントシート（以下、アセスメントシート）は日常ケアを通した観察、対象者・家族への質問、カルテからの情報などによって安全・簡便に転倒・転落のリスクをアセスメントできる。ただし、入院当日など観察の機会が不十分な場合は、精度が低下する。

▶アセスメントシートの主な目的

アセスメントシートの主な目的は、以下の3つである。

1. 転倒のハイリスク者かどうかを選別する

泉らが作成した転倒予測アセスメントツール改訂版は、項目数が少なく短時間で評価できる。施設の特性や評価時期に応じたカットオフポイント（ハイリスク者の目安となる点数）が示されている[1]。

2. 対象者がどの転倒・転落要因に該当するかを探る（要因探索）

武蔵野赤十字病院が作成したアセスメントシート（表）は選別と要因探索を兼ね備えている。

3. 誰にどのような転倒・転落予防対策を行うか方針決定する

米国疾病予防管理センター（CDC）が作成した転倒リスクアセスメントと介入のアルゴリズムは、リスクの高さや要因の種類に応じてフローチャートで対応が決まっていく[2]。

そのほかには、転倒・転落予防の介入効果を評価する、対象者とその家族に転倒・転落リスクを注意喚起する、多職種で転倒予防に取り組む際の共通言語として活用する、などの目的がある。

▶多職種で評価する

看護職や介護職だけでなく、多様な専門職種が集まって評価すると新たな発見と対策につながる。

▶評価の時期と基準

入院・入所時、病状の変化や安静度の拡大など対象者の状況が変化したとき、また、特に変化がない場合は2週間ごとに定期評価するなど、あらかじめ評価するタイミングを決めておく。

あいまいな評価項目については、評価者全員が同様に評価できるように、あらかじめ評価基準を具体的に定め、研修などを行うとよい。

▶アセスメント結果をどう活かすか

アセスメント結果に基づいた対策につなげなければ転倒・転落を予防できない。どの項目に該当したらどう対策を講じるか、基本的な計画をあらかじめ立てておくとよい。

また、アセスメントシートは大人数の転倒・転落リスクを大雑把にしか把握できない。個々の対象者の生活環境や様式を理解し、ちょっとした変化に気づくこと、また何をしたくて転倒につながるような行動をとるのかを把握することで、個別性のある対策につながる。

▶アセスメントシートの開発・改変

施設の特性に応じて、既存のアセスメントシートの評価項目を追加・削除したり、配点を変える場合は、妥当性と信頼性を検討する。

文献
1) 泉キヨ子, 他：金沢大つるま保健会誌 27：95-103, 2003
2) 武藤芳照, 他 編：転倒予防白書2016. 日本医事新報社, pp140-141, 2016

Q8-1 転倒・転落アセスメントシートとは？

表 アセスメントシート

分類	特徴	評価スコア	患者評価 入院時 /	2・3日目 /	1週間後 /	/	/
年齢	65歳以上、9歳以下	2	☐	☐	☐	☐	☐
認識力	認知症様症状がある 不穏行動がある 判断力、理解力、記憶力の低下がある 見当識障害、意識混濁、混乱がある	4	☐ ☐ ☐ ☐	☐ ☐ ☐ ☐	☐ ☐ ☐ ☐	☐ ☐ ☐ ☐	☐ ☐ ☐ ☐
薬物	以下の薬剤のうち1つ以上使用している 抗不安薬・鎮痛薬・麻薬・下剤・降圧利尿薬・抗凝固薬	4	☐	☐	☐	☐	☐
患者特徴	ナースコールを押さないで行動しがちである ナースコールを認識できない・使えない	4	☐ ☐	☐ ☐	☐ ☐	☐ ☐	☐ ☐
	目立った行動を起こしている（落ち着きがないなど） 何事でも自分でやろうとする	2	☐ ☐	☐ ☐	☐ ☐	☐ ☐	☐ ☐
	環境の変化（入院生活、転入）に慣れていない	1	☐	☐	☐	☐	☐
病状	38℃以上の熱がある 貧血がある 立ちくらみ（起立性低血圧）を起こしやすい	3	☐ ☐ ☐	☐ ☐ ☐	☐ ☐ ☐	☐ ☐ ☐	☐ ☐ ☐
	手術後3日以内またはドレーン類が挿入されている	2	☐	☐	☐	☐	☐
	リハビリ開始時期・訓練中である 病状・ADLが急に回復・悪化している時期である	1	☐ ☐	☐ ☐	☐ ☐	☐ ☐	☐ ☐
既往歴	転倒・転落したことがある	2	☐	☐	☐	☐	☐
感覚	平衡感覚障害がある	2	☐	☐	☐	☐	☐
	聴力障害がある 視力・視野障害がある	1	☐ ☐	☐ ☐	☐ ☐	☐ ☐	☐ ☐
運動機能障害	足腰の弱り、筋力の低下がある	3	☐	☐	☐	☐	☐
	麻痺・しびれがある 骨・関節異常がある（拘縮、変形）	1	☐ ☐	☐ ☐	☐ ☐	☐ ☐	☐ ☐
活動領域	ふらつきがある	3	☐	☐	☐	☐	☐
	車椅子・杖・歩行器を使用している	2	☐	☐	☐	☐	☐
	自由に動ける	2	☐	☐	☐	☐	☐
	移動に介助が必要である 寝たきりの状態であるが、手足は動かせる	1	☐ ☐	☐ ☐	☐ ☐	☐ ☐	☐ ☐
排泄	尿、便失禁がある 頻尿がある（昼8回以上、夜2回以上） トイレまで距離がある 夜間トイレに行くことが多い（夜2回以上）	3	☐ ☐ ☐ ☐	☐ ☐ ☐ ☐	☐ ☐ ☐ ☐	☐ ☐ ☐ ☐	☐ ☐ ☐ ☐
	ポータブルトイレを使用している 車椅子トイレを使用している 膀胱内留置カテーテルを使用している 排泄には介助が必要である	1	☐ ☐ ☐ ☐	☐ ☐ ☐ ☐	☐ ☐ ☐ ☐	☐ ☐ ☐ ☐	☐ ☐ ☐ ☐

危険度Ⅲ：20点以上…転倒・転落をよく起こす
危険度Ⅱ：10〜19点…転倒・転落を起こしやすい
危険度Ⅰ：1〜9点…転倒・転落する可能性もある
＊危険度Ⅱ以上または、薬物・認識力・病状にチェックされた患者は、看護計画を立案する

	入院時	2・3日目	1週間後		
合計					
危険度					
看護計画修正・変更	有・無	有・無	有・無	有・無	有・無
サイン欄					

＊査定日は入院時、2〜3日目（生活に慣れたころ）、1週間後（患者の性格なども把握できるころ）、その後1週間ごと、事故発生時、その他病状変化時・術後2日目に行う。ただし、意識レベルJCSⅢ200〜300、四肢麻痺（MMT1以下）の患者には実施しなくてよい。
＊各分類で1つ以上チェックがあれば評価スコアの得点となる。
（武蔵野赤十字病院看護安全委員会（代表 杉山良子）作成，2009年3月改訂版より転載）

講義 8

Q8-2 転倒・転落のインシデント・アクシデント報告とは？

征矢野 あや子（佐久大学看護学部）
鈴木 みずえ（浜松医科大学臨床看護学講座）

▶ アクシデントとインシデントの定義

スタッフの過失の有無にかかわらず、ケアの過程で発生する事故（転倒・転落）によって傷害がもたらされた場合を「アクシデント」とよぶ。また、実際にはアクシデントではないが、適切に対応しないとアクシデントにつながる可能性がある事柄を「インシデント」とよぶ。施設によってはインシデントをヒヤリハットとよび、またはインシデントを傷害を伴わない転倒・転落事故、ヒヤリハットを転倒・転落につながりそうな危険を察知した状況、という風に細分化して定義しているところもある。

▶ 報告された失敗から学びリスク感性を磨く

転倒のリスク因子のなかでも「転倒歴」はもっとも影響が強い因子であり、転倒の再発予防は最重点課題といえる。

転倒・転落のインシデント・アクシデント報告は、転倒予防に役立てる貴重な情報源となる。インシデント・アクシデントを報告書にまとめる過程で事例を振り返り、報告書を集積しておくことで、①転倒者が転倒・転落に至る要因を検討でき、再転倒の予防につながる、②転倒者と同様の特性や状況にある対象者に応用できる、集積した結果を用いれば、③共通する課題を見出し環境や管理体制の整備につなげることができる、また、インシデント・アクシデント報告を共有することで、④スタッフへの注意喚起になる。

スタッフのなかには、インシデント（ヒヤリハット）報告書を書くことを懲罰のように受け止める人がいるが、鈴木は「ヒヤリハット報告書が多いスタッフはリスク感性が優れた優秀なスタッフであるという認識をスタッフ間で共有し、それを"常識"とするような意識改革を施設全体で行う必要がある」と述べている[1]。

▶ まず第一は発生状況の把握

まずは転倒・転落の状況を把握する。スタッフが不在の状況での転倒・転落は、本人が適切に説明できず転倒か転落かも判明しないこともあるが、その場合は発見されたときの姿勢や物の位置などを書き残しておくとよい。

転倒事故発生後に、改めて発生現場を訪れ、転倒者の立場になって転倒場面を再現してみると、環境の問題や転倒者がなぜそのような行動をとったのかがみえてくることがある。多職種で構成される転倒予防チームが発生現場を訪れ検討を行っている施設もある。

▶ 今後に活かせる報告書の書き方

5W1Hを念頭において、誰がみてもわかるように具体的に記す。報告書は今後に活かすためのものなので、どのような対策を行うべきだったか、どのような対策によってアクシデントを防いだのか、今後どのように体制を整えるかなどの考察も含める。「観察が足りなかった」などのあいまいな記述は避ける。

▶ 報告書に基づいて情報の整理と分析を行う

SHELモデルやなぜなぜ分析、あるいは4M-4E法、5M法などの方法を用いて転倒の多彩な原因や真の原因を探り、対策を考える。

1. SHEL モデル[2]

当事者である人（Live ware、この場合は転倒・転落者）が最適な状態を保つためには4つの要因、すなわち、ソフトウェア（Software）、ハードウェア

(Hardware)、環境（Environment）、当事者以外の関係者（Live ware）が影響している。当事者とソフトウェア（L-S）、当事者とハードウェア（L-H）、当事者と環境（L-E）、当事者と関係者（L-L）のそれぞれの関係に問題がなかったかどうか、またそれをどう改善するかを検討する。

スタッフがいない部屋で一人で立ち上がり、転倒した事例をSHELモデルを用いて整理した例を表に示す。SHELモデルを用いることで、患者とスタッフだけでなく、環境や道具の使い方などさまざまな視点から検討することができる。

2.「なぜ、なぜ？」を繰り返す要因分析[2]

転倒・転落の事象を起点に、「なぜ？」を繰り返していく過程で、根本的な転倒・転落の原因を探り当てる。図では単純化しているが、「なぜ？」に対する答えはたくさんあり、さまざまな原因につながっていく。

▶集積した報告書から転倒が発生しやすい条件がみえてくる

報告を集積して検討する場合は、5W1H別に集計することで転倒が発生しやすい共通の条件が明らかになる。管理職も交えて、環境、勤務体制、ケアのマニュアルなど多方面から対策を検討することが望ましい。たとえば朝食前と夕方に転倒件数が多いことがわかれば、日勤者の一部を早出、遅出に変えて見守り体制の強化を図る対策を行う。

また、集積した結果に基づき、施設の実情に合わせた転倒・転落アセスメントシートを作成・改変することもできる。転倒要因のうち該当者が多い、またはほとんどいない項目が判明すれば、統計学的な検討を経て項目を追加・削除でき、転倒のハイリスク者を決めるカットオフ値を施設独自の点数に設定することもできる。

表　SHELモデル：右片麻痺患者がベッドから立ち上がり転倒した事例（一部抜粋）

SHEL	要因	対策
当事者-ソフトウェア（L-S）	立ち上がるときにナースコールが手元になかった	ナースコールをベッドの手すりに巻きつける
当事者-ハードウェア（L-H）	ベッドの手すりがグラグラしていた	手すりの交換
当事者-環境（L-E）	履物を履かずに立ち上がる患者にとっては床がすべりやすかった	すべり止めマットの設置、ベッドを離れるスタッフは履物を揃えることを周知徹底する
当事者-関係者（L-L）	スタッフは昼食後の口腔ケアや排泄ケアに忙しく、声をかけにくい雰囲気だった	病室を通りかかるときに様子をうかがう

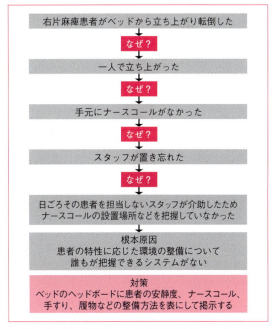

図　なぜなぜ分析：右片麻痺患者がベッドから立ち上がり転倒した事例（一部抜粋）

文献

1) 鈴木みずえ 編：ベッドサイドですぐにできる！ 転倒・転落予防のベストプラクティス．南江堂，pp117-123, 2013

2) 鈴木みずえ 編：ベッドサイドですぐにできる！ 転倒・転落予防のベストプラクティス．南江堂，pp192-199, 2013

講義8

Q8-3 転倒予防のためのKYT（危険予知トレーニング）とは？

杉山 良子
（パラマウントベッド株式会社技術開発本部主席研究員（看護師）／元武蔵野赤十字病院医療安全管理者）

▶ KYTとは何か？

　KYTとは「危険」「予知」「トレーニング」の単語の頭文字をアルファベットで表した日本語の造語である。1960年代後半に、わが国の工業界が考案した事故の未然防止トレーニング方法であり、2000年代に入って医療界が導入した。事故後の再発防止ではなく、事故の発生を予測し、回避するための対策をあらかじめ講じることができるよう、危険予知能力を高めていく学習プログラムである。KYTは、不確実性、侵襲性のリスクを伴う医療においては、不可欠のものである。

　特に、患者の転倒・転落事故防止において、非常に相性のいい活動であると考える。転倒・転落事故の当事者は、さまざまな症状を持ちながら療養をしている患者自身である。そうした患者が療養環境のなかで被る被害の一つが転倒・転落事故である。そのリスクを回避していくには、必ず予測性が必要となる。リスクを予測し予防していく活動、それがKY活動（KYK）である。KY活動を実践していくための教育方法がKYトレーニング（KYT）である。

▶ KYTは危険感受性を磨く気づきの訓練

　工業界におけるKYTの定義には、"職場のみんな（小集団）で行う「短時間」の「問題（危険）解決訓練」であり、自分で自分の身を守るために行動する前の「労働安全衛生先取り」のための短時間危険予知活動訓練として実施されてきた"とある。医療界においては、われわれ医療者の業務の対象は患者であるので、この定義に「患者安全の先取り」を追加し、患者安全を最優先とする。

　KYTは、危険（リスク）感受性を磨く気づきの訓練そのものである。KYTはあらゆる事象に適応できるが、転倒・転落事故を対象にする場合には、①不安全な療養環境や設備の状況、②患者の不安全な状態や危険行動、に気づく力をつけることが目的となる。気づく力とは転倒・転落事故を誘発する要因を見出すことでもある。転倒・転落事故はゼロにすることはできないが、気づく力によって転倒・転落事故を誘発しない、誘発しにくいような対策を選択し、実践することができる。対策は、転倒・転落のリスクを増やさないようにする「未然防止」と、転んでも大けがをしないようにする「発生後の拡大防止」の二側面で考えることが重要である。

▶ KYT実践のための基礎4ラウンド法

　KYTは、基礎4ラウンド法といわれる問題解決法によってトレーニングを展開していく。

1. 第一ラウンド（現状把握）

　第一ラウンドでは、どんな患者が、どのような場面や環境下で、どのようにして転倒・転落したのか、なぜ転倒・転落に至ったのか、その要因について気づくこと、さらに網羅的に広い視点から要因を考えて、現状を把握する。転倒・転落事故という現象とそれを引き起こす発生要因を想定して文章で表す。文型は、「○○すると、△△して（要因）、××になる（事故の型である転倒するか転落する）」となる。この文型を「危険ストーリー」とよんでいる。未来に発生するかもしれない危険ストーリーをたくさん考え出していくことが大切なので、少々ナンセンスな内容であってもまったく構わないし、否定してはいけない。

　KYTにはさまざまな方法があるが、通常は小グループ（5～6人）で共に考え合うことを基本としている。グループで行うことは、他者の意見や経験を共有するという意味で重要である。そのためには、どんな場面、どんな状況かをグループ

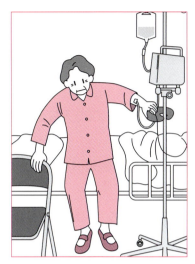

図　KYT演習用イラスト例
どんな危険が潜んでいるか？　考えて書き出してみよう。

メンバーが同じように受け止めなければならないので、共通認識できるような患者状況や環境シーンのイラストや写真またはDVDといった素材が必要になる（図）。これらの素材を介して、疑似体験をしていく。ただし、イラストや写真をみすぎるあまり、そのなかの間違い探しや危険当てクイズに陥ってしまわないよう気をつけなければならない。イラストや写真の内容は、現状把握としての要因を考えるための素材にすぎない。素材をもとにして、そこに潜む危険要因を確かな知識や幅広い経験、さらに豊かな想像力によって「しっかりと考える」ことがもっとも重要である。

2. 第二ラウンド（本質追及）

ここでは、第一ラウンドの危険ストーリーのなかで、みんなが合意できるストーリーを一つだけ重点的に選ぶ（本質追及）。選ぶ基準としては、頻回に発生しているもの、対策に緊急を要するもの、重大事故となり得る可能性のあるものなどで絞り込む。

3. 第三ラウンド（対策樹立）

第二ラウンドで選んだ危険ストーリーについての対策を指示するラウンドである。具体的な対策をここでもたくさん出す。

4. 第四ラウンド（目標設定）

第三ラウンドで出た対策のなかから重点実施項目として一つを絞り込んで目標とする。そして、指差しや唱和で確認し合う。このパフォーマンスは実践への意欲を高める意味で抜かしてはならない。

以上が、基礎4ラウンド法であるが、ここで終わっていては本当のKYTとはならない。目標設定後に、実践に移すことを第五ラウンドとしている。そして、実践後は、評価が必要である。一定期間対策を実践して評価をし、修正、改善をしていくことを第六ラウンドとしている。

▶ KYTの注意ポイントと期待できる効果

演習用イラストの危険ストーリーをいくつ考えることができただろうか？　危険ストーリーを考える際に考慮するポイントは、

①看護師、介護者としてのスキル上の問題
②患者自身の疾病や症状、意識状態、服用中の薬
③患者が行ってしまう判断や行動での危険
④自然環境や物理環境、設備、家屋の問題
⑤使用している機器、物に関する問題
⑥療養環境全体の問題（コミュニティ、在宅上の問題含む）
⑦コミュニケーション上の問題

の7つである。

加わる変化（行動、操作、医療環境など）に目をつけ、自分で意識的に考えることで感性は磨かれる。

また危険レベルの認知には、3段階ある。

レベル0：危険な状態が存在しているのに、その危険を感じないレベル。
レベル1：危険な状態の存在を認知し、必要性を感じてそれに対処できるレベル。
レベル2：これから起こり得る危険を特定、予測し、事前に対処できるレベル。

KYTはレベル2を目指す活動である。KYTを繰り返し行うことによって、個々の事例ごとのリスク要因や対策を学ぶことのみならず、多くのリスク要因が患者自身や患者を取り巻く療養環境のなかに潜んでいることに、われわれ医療者が気づくようになれる。すなわち、気づきの訓練KYTの効果は察知力の向上である。

講義9 POINT 病院における転倒予防のポイント

奥泉　宏康（東御市立みまき温泉診療所）

- 一般病院における平均転倒・転落発生率は3〜5‰（3〜5転倒/1,000入院延べ患者数）であり、地域での0.8〜0.9転倒/1,000人/日よりも多い。

- 転倒・転落による重度な平均損傷率は0.05‰（0.05損傷/1,000入院延べ患者数）であり、転倒・転落に対して2％程度の手術以上の外傷が発生する計算になる。

- 病院における医療事故の22〜27％を転倒・転落事故が占め、うち自発的自力行動による転倒・転落が72％を占める。

- 転倒・転落による死因の2/3は外傷性頭蓋内出血で、障害残存の可能性が高い外傷の38％は大腿骨近位部骨折である。

- 看護師介入下での転倒・転落予防のためには、患者が転倒しにくい環境を整備し、介護技術の教育・向上に努める。転倒予防のための環境整備としては、ベッド周囲の整理、床の整備、足下照明、履物指導などがある。

- 患者の転倒リスクとして、身体・治療要因と心理・性格要因を考慮しなければならない。治療要因として、ふらつき、脱力を起こす薬剤や24時間持続点滴による夜間の排泄頻度の増加などがある。

- 病院では、トイレ動作の際に転倒することが多く、特にがん末期患者や睡眠薬服用患者に注意する。また、判断力のある患者の自力排泄行動中の転倒予防対策としては、夜間排尿パターンを把握し、計画的に排尿を促す。

- 判断力障害患者の自力行動中の転倒は、認知症やせん妄、代謝性・呼吸性脳症、麻薬投与のがん末期患者などに起こる。患者がベッド柵を乗り越えたり、くぐり抜けたりすることがあるので、4点柵や高柵による完全包囲により外傷リスクが増大することに配慮する必要がある。

- 病院・施設においては、ヒッププロテクターにより大腿骨近位部骨折が約20％減少する。

- 転倒を発見したら、すぐに人をよび、意識と外傷の有無を確認し、安全な場所へ移動する。その後も、意識レベルの変化などを頻回に監視する。外傷性頭蓋内出血は、意識障害が遅れて出現することがあるので、頻回の経過観察が必要である。認知症者は、大腿骨近位部骨折があっても痛がらないことがあるので、歩行ができていても注意を要する。

- 転倒予防チームは多職種で構成され、巡回にて転倒危険因子を抽出し、転倒事例を検討・分析して、定期的に病院内に広く知らせることにより、警鐘を促す。

- 転倒・転落事故の対策は、その時代の看護水準に合致した合理的対策を実施していることが必要である。

講義9

Q9-1
転倒・転落および損傷発生率の計算の仕方は？

奥泉　宏康
（東御市立みまき温泉診療所）

▶自院の転倒・転落発生率および損傷発生率を算出して転倒予防に活かす

病院での転倒予防を実践していく際には、自分の病院における転倒頻度を客観的に評価する必要がある。すなわち、各病院のベッド数や病床稼働率などの違いを標準化して転倒・転落発生率や転倒・転落による損傷発生率を計算せねばならない（表1）。

日本病院会では、2010年より多施設によるQI（Quality Indicator）プロジェクト[1]の1指標として「入院患者の転倒・転落発生率および転倒・転落による損傷発生率」を収集している。

各発生率は、1日に1,000人の入院患者がいた場合に発生する転倒・転落の発生頻度および損傷頻度を意味している。2015年度QIプロジェクト結果報告（https://www.hospital.or.jp/pdf/06_20161118_01.pdf）によれば、一般病床における平均転倒・転落発生率（2015年4月～2016年3月：337医療機関）は、2.64‰（パーミル：1/1,000を1とする単位）で、最小値0.00‰、最大値16.03‰と施設によって大きく異なる（表2）。2015～2016年の「医療の質・安全学会」の抄録集から抜粋すると、一般病院における転倒・転落発生率は1.27～4.86‰であり、未対策の場合は3～5‰で、転倒予防対策を実施した場合は2.0‰以下に達するとの報告がみられる。

大高ら[2]によれば、単一の急性期病院における転倒発生率1.4～4.1転倒/1,000人/日に対して、回復期リハビリテーション病院では、4.6～13.9転倒/1,000人/日と、3倍ほど高い。これは、病院や入院患者の特性により、転倒発生率に相違があることを示す。ちなみに、地域在住高齢者の転倒発生率[3]は0.8～0.9転倒/1,000人/日程度と試算されており、病院は「家庭より安全な、転倒しない聖域」ではない。このことを、入院時に、患者

表1　転倒・転落発生率および損傷発生率の計算方法

入院患者の転倒・転落発生率（‰：パーミル、1,000人／日）
報告された転倒・転落件数／入院延べ患者数（＝毎日24時現在の在院延べ患者数＋退院患者数）
入院患者の転倒・転落による損傷発生率（‰：パーミル、1,000人／日）
報告された転倒・転落件数のうち損傷レベル2以上、もしくは4以上の転倒・転落件数／入院延べ患者数（＝毎日24時現在の在院延べ患者数＋退院患者数）
包含項目
介助時および複数回の転倒・転落
除外項目
訪問者、学生、スタッフなどの入院患者以外の転倒・転落

表2　入院患者の転倒・転落発生率および損傷率（レベル4以上）

実施期間	参加医療機関数	平均転倒率	中央値	最少転倒率	最大転倒率	平均損傷率	転倒・転落に対する損傷発生率
2010年9月～2011年2月	30	2.03‰	1.98‰	0.70‰	3.86‰		
2011年10月～2012年3月	83	2.53‰	2.22‰	0.04‰	11.75‰	0.06‰	2.4%
2012年4月～2013年3月	143	2.52‰	2.26‰	0.00‰	17.44‰	0.05‰	2.0%
2013年4月～2014年3月	222	2.57‰	2.29‰	0.00‰	14.30‰	0.05‰	1.9%
2014年4月～2015年3月	288	2.81‰	2.36‰	0.00‰	101.80‰	0.05‰	1.8%
2015年4月～2016年3月	337	2.64‰	2.42‰	0.00‰	16.03‰	0.05‰	1.9%

※転倒・転落に対する損傷率（%）＝（転倒・転落による平均損傷発生率／転倒・転落発生率）×100
（日本病院会：QIプロジェクト結果報告（2010年度～2015年度）をもとに作成）

表3 転倒による損傷のレベル

1	なし	患者に損傷はなかった
2	軽度	包帯，氷，創傷洗浄，四肢の挙上，局所薬が必要となった，あざ・擦り傷を招いた
3	中等度	縫合，ステリー・皮膚接着剤，副子が必要となった，または筋肉・関節の挫傷を招いた
4	重度	手術，ギプス，牽引，骨折を招いた・必要となった，または神経損傷・身体内部の損傷の診断が必要となった
5	死亡	転倒による損傷の結果，患者が死亡した
6	UTD	記録からは判定不可能

（日本病院会：QIプロジェクト 年度別指標一覧より抜粋）

本人や家族と共通の認識として捉えておくことが肝要である。

海外での単一病院における転倒発生率[4]は、1.3～8.9転倒/1,000占拠ベッド/日、多施設研究における転倒発生率は3～5転倒/1,000占拠ベッド/日であり、特に、高齢者病棟、神経内科病棟、リハビリテーション病棟では転倒発生率が高いことが示されている。

表3に転倒による損傷のレベルを示す。損傷レベルに関しては、国立大学付属病院医療安全管理協議会で作成した「インシデント影響度分類」(http://www.univ-hosp.net/guide_cat_04_15.pdf)もある。

2015年度の一般病床における転倒・転落による平均損傷発生率（レベル4：重度以上）は、0.05‰で、最小値0.00‰、最大値1.08‰であった。この平均損傷発生率を転倒・転落発生率で除した「転倒・転落に対する損傷発生率」を計算すると、1.9％程度になる（表2）。65歳以上の地域在住高齢者の転倒による大腿骨近位部骨折の発生率は1～2％と推定されているので、比較が可能になり、転倒に対する損傷の危険性を把握しやすくなる。

大高[3]によれば、回復期病院では、全転倒の1.2％に骨折が発生し、0.3％に大腿骨近位部骨折が発生している。海外では、病院での転倒の30～51％に軽微な外傷も含んだ損傷、1～3％に骨折、1.1～2.0％に大腿骨近位部骨折が発生していると報告[4]されている。

一方、日本医療機能評価機構による「医療事故情報収集等事業」(http://www.med-safe.jp/contents/report/index.html)では、全国275施設からの2015年の年間医療事故報告3,654件のうち、転倒・転落が793件（21.7％）を占め、治療・処置1,109件（30.4％）に次いで多く、薬剤投与260件（7.1％）より多い。その転倒・転落事故のうち、17件（2.1％）が死亡に至り、63件（7.9％）が障害残存の可能性が高い。

同事業が公開している事例検索データベース(http://www.med-safe.jp/mpsearch/SearchReport.action)から、2009年1月～2016年6月の転倒・転落による死亡例161件を検討してみると、外傷性頭蓋内出血（硬膜下血腫、くも膜下出血、硬膜外血腫、脳挫傷など）による死亡が92件（57.1％）ともっとも多く、次いで、高所からの自殺や事故による死亡などが23件（14.3％）、原疾患による死亡が8件（5.0％）、骨折後の手術合併症による死亡が7件（4.3％）、感染症・呼吸不全による死亡が8件（5.0％）、腎不全による死亡が3件（1.9％）、不明が20件（12.4％）であった。

また、転倒・転落後に障害残存の可能性が高い疾患403件のうち、大腿骨近位部骨折152件（37.7％）、外傷性頭蓋内出血106件（26.3％）、その他の骨折61件（15.1％）、脊髄損傷9件（2.2％）、眼球障害8件（2.0％）、その他18件（4.5％）、不明30件（7.4％）、記載なし19件（4.7％）であった。

文献

1) 日本病院会：QIプロジェクト (https://www.hospital.or.jp/qip/)
2) 大高洋平：J Clin Rehabil 24：1074-1081, 2015
3) 大高洋平：回復期リハビリテーションの実践戦略 活動と転倒―リハ効果を最大に，リスクを最小に．医歯薬出版株式会社．2016
4) Oliver D, et al.：Clinical Geriatr Med 26：645-692, 2010

講義 9

Q9-2
病院における転倒・転落の実態は？

川村　治子
(杏林大学保健学部)

▶日本医療機能評価機構に報告された転倒・転落事故やヒヤリハット事例

2015年1年間に日本医療機能評価機構に報告された事故3,654件中、転倒・転落事故は793件(21.7％)で、治療・処置1,109件(30.4％)に次いで多かった。また、ヒヤリハット事例14,187件中で転倒・転落は2,074件(14.6％)で、薬剤の5,571件(39.3％)に次いで多かった[1]。

▶病院における転倒・転落の発生状況

1999年に厚生科学研究で、全国の300床以上の218施設(一般病院213施設、精神病院5施設)から収集した看護のヒヤリハット事例11,458件のうち、転倒・転落(入浴関連の転倒・転落を除く)は1,754件(15.7％)で、注射3,496件(31.4％)に次いで多かった。分析可能であった1,540件のうち、実際に床に身体がついた1,071件の発生状況を分類すると、患者の自発的自力行動中(看護師非介入下)の転倒・転落が72％と約3/4を占めていた。残り1/4は、患者の生活行動介助中や台昇降時、台上からの転倒・転落など、看護師の介助中や観察下(看護師介入下)での転倒・転落であった(表)。

▶病院での転倒・転落の発生構造は2群4種に分類して対策を考える

自力行動中の転倒・転落の対策を考えるうえで、患者の判断力の有無と、行動目的が排泄か否かは重要なポイントである。認知症やせん妄など、判断力が障害している患者は自らの行動と環境の危険を判断できないし、看護師の注意や指導も役に立たない。また、判断力が保たれていても、排泄行動とそれ以外では転倒リスクに大きな差がある。特に夜間の排泄行動では、①生理的切迫感による焦り、夜間の暗さ、就寝後の筋弛緩など不利な条件下での行動であること、②排泄行動は最後まで残る自力行動であるがゆえに衰弱・重症者がからむこと、③排泄行動はもっともプライベートな行動ゆえに患者心理や性格とからんで、体力が低下しても看護師の介助を求めずに自力で行うことにこだわる患者が少なくないため、排泄行動はほかの行動よりも転倒リスクが高い。

以上から、病院における転倒・転落の発生構造を看護師の介入の有無や患者の判断力の有無、行動目的により、2群4種に分類して対策を考えるとよい(図)。4種のなかで、自力排泄行動中の転倒・転落、および判断力障害患者の転倒・転落への対策がもっとも重要かつ困難である。

▶自力排泄行動中および判断力障害患者の転倒・転落事例は夜から明け方に集中する

自力排泄行動中の転倒・転落と判断力障害患者の転倒・転落の2群はいずれも消灯ごろから増

表　病院における転倒・転落の発生状況
―全国の300床以上の218施設から収集した転倒・転落のヒヤリハット事例1,071件の分析から―

A.	患者の自発的自力行動による転倒・転落(72％)
B.	台(検査・処置・診察・手術台など)昇降時および台上からの転倒・転落(4％)
C.	柵上げ忘れなどによる乳幼児のベッドからの転落(5％)
D.	患者の生活行動介助中(車いす使用以外)の転倒・転落(6％)
E.	車いすとベッド、トイレ間の移乗介助中の転倒・転落(4％)
F.	看護師による車いす乗車待機中の転倒・転落(4％)
G.	体位変換・清拭中・後の転倒・転落(1％)
H.	その他(移送中の転落など)(3％)
I.	疾病(意識消失など)による転倒・転落(2％)

＊入浴関連の転倒・転落事例を除く

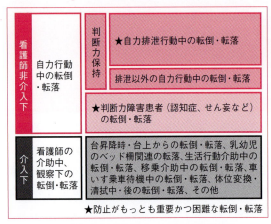

図　病院における転倒・転落の発生構造

え、深夜2時がピークで、明け方までに約80％が発生していた。しかも、その約70％は高齢者であった。つまり、これら2種の転倒・転落は夜勤帯の介助人員と切り離せない問題といえる。

▶ **看護師介入下の転倒・転落の発生状況**

1. 台（検査・処置・診察・手術台など）昇降時および台上から転倒・転落

台昇降時では、台の降下前や準備前に患者自ら昇降しようとした際の事例がもっとも多かった。台上からの転落では、一瞬目を離した際に寝返りをうって転落、「誰かがみてくれているはず」や「鎮静薬で眠っているので動かないはず」という思い込みで、目を離した際に転落した事例が多かった。そのほか、患者の突然のせき込みなど、予期せぬ体動により転落した事例もあった。

2. 柵上げ忘れなどによる乳幼児のベッドからの転落

看護師と付き添い者がベッド柵を下げたケア中に何かをしようとして、一瞬児から目を離した際に転落した事例や、つい柵を上げ忘れてベッドサイドを離れた際に転落した事例が多かった。

3. 患者の生活行動介助中（車いす使用以外）の転倒・転落

多くが排泄行動介助中の事例であった。看護師一人での介助が可能であろうという判断の不適切さや未熟な介助技術によるもの、必要物品をとるために一瞬支えをはずしたことや濡れた床、すべりやすい床による事例、排泄終了までと患者のもとを離れた際に患者が自力で動いて転倒した事例があった。

4. 車いすとベッド、トイレ間の移乗介助中の転倒・転落

患者とのタイミングやバランスがとれず、麻痺側へ身体が傾きバランスをくずした、拘縮した両下肢に看護師の脚が挟まったなど移乗介助技術とからむ事例が多かった。

5. 看護師による車いす乗車待機中の転倒・転落

安全ベルトの未装着でずり落ちた事例や、装着していても前のめりや麻痺側に傾き車いすごと転倒した事例、車いすから急に立ち上がり転倒した事例が多かった。

6. 体位変換・清拭中・後の転倒・転落

多くは、ベッドを多少ギャッジアップした状態での側臥位からの転落事例であった。

文献
1) 日本医療機能評価機構 医療事故防止事業部：医療事故情報収集等事業 平成27年年報. 2016
（http://www.med-safe.jp/pdf/year_report_2015.pdf）

参考文献
i) 川村治子：転倒・転落. ヒヤリ・ハット11,000事例によるエラーマップ完全本. 医学書院, p66-82, 2003
ii) 川村治子：転倒・転落事故防止. 系統看護学講座統合分野 医療安全（第3版）. 医学書院, p142-167, 2014

講義9

Q9-3
転倒・転落の発生要因と対策は？

川村 治子
（杏林大学保健学部）

▶看護師介入の有無により発生要因が異なる

転倒・転落の発生要因は、自力行動中（看護師非介入下）と看護者介入下で大きく異なる。加齢や障害などの患者側要因は両群で共通するが、医療・看護側要因は、介入下の転倒・転落では不適切な介助や不注意な観察、それらを誘発したスタッフ間の情報共有不足や連携不良、環境や「モノ」要因などがある。一方、自力行動中のそれでは、自力行動をサポートできなかった、あるいは阻害した環境や「モノ」要因が挙げられる（表）。

看護師の視野外で起きやすい自力行動中の転倒・転落への対策は、患者のリスク評価をもとに行う。身体・治療要因として加齢、疾患・病態、ふらつきを起こす薬剤、夜間の排泄頻度を増やす24時間持続点滴などがある。現在多くの施設で入院時にチェックリストなどを用いて患者の転倒リスクを評価している。しかし、急性期病院の高齢患者の転倒リスクは変動しやすい。入院時は元気で転倒リスクが低いと思われても、絶食下の侵襲的行為が数回続けば高リスクの患者に変わる。したがって、患者の動作（「座位からの起立」や「方向転換」など）の観察のほうがリスクの変化を捉えやすい。そのほかに、心理・性格要因も重要である。看護師に介助を求めずに排泄を行い、転倒・転落した事例は多い。背景には、排泄を他人に頼りたくないという自尊心、プライドのほか、進行がんなど予後の悪い患者だからこそ、病気に負けたくないと自力排泄にこだわる患者心理がある。

▶判断力保持患者の自力排泄行動中の転倒・転落事例

1. 患者と発生状況

患者：脳血管障害も多かったが、それ以上にがんなど、内臓疾患が多かった。がんでは1/2が末期やそれに近いステージ、化学療法中・後の衰弱状態の患者であった。また、睡眠薬服用者も多かった。

発生状況：排泄行動の往路に多かった。看護師から排泄時のナースコールを指導されていたが、多くはしていなかった。脳血管障害患者では、ベッドから柵を乗り越えて降りようとしての転落や、ベッド端座位から立位、歩行、便座に座るまでの排泄行動の全行程でバランスをくずして転倒していた。しかし、内臓疾患では、トイレへの歩行中に気分不良、脱力、めまいによる転倒が多かった。

表　転倒・転落の発生要因〜看護師介入の有無による違い〜

		自力行動中（看護師非介入下）の転倒・転落	看護師介入下の転倒・転落	
発生要因	医療・看護側要因	①自力行動をサポートできないベッドまわりなどの環境や「モノ」 ②自力行動を阻害するベッドまわりなどの環境や「モノ」	①不適切な介助技術 ②不注意な患者観察 ③介助や観察上重要な情報の共有や連携不良	④不適切な介助を誘発した車いすやベッド、トイレなどの「モノ」や環境
	患者側要因	身体要因：加齢や病態、病態による意識・認知機能、運動機能、感覚機能の障害や衰弱 治療要因：脱力やふらつきを起こす薬剤、夜間の排泄頻度を増やす24時間持続点滴		
		介助を求めない患者心理や性格要因： 自尊心や闘病意欲、自力可能の思い込み、遠慮など		
		行動要因： ①夜間の生理的切迫下での排泄行動 ②判断力障害患者のベッドから降りたがる行動		

また、約1/4がベッドからポータブルトイレへの移乗時に起きていた。そのほか、ベッドまわりの障害物や床の濡れ、履物などの不具合によるもの、点滴台につまずいたり、キャスターの動きについて行けずに転倒したものなど、環境や「モノ」要因が絡んで起きたものも多かった。

2. 対策

夜間の排泄行動のリスク軽減：患者と夜間の安全上望ましい排泄行動レベルの合意を得る。夜間に尿意で覚醒した高齢患者は失見当状態で下肢筋力も低下しているので、日中の排泄行動レベルよりランクを下げ、ポータブルトイレ、尿器など、ベッドサイドでの排泄を促す。しかし、進行がん患者などは、前述した患者心理から、衰弱していても通常の排泄を望む患者は多い。「患者の望む排泄」と「安全上望ましい排泄」の乖離を埋められるよう、患者の心理に共感しつつ説得し、安全のためにベッドサイドでの排泄を了解してもらう。夜間の排尿時刻が比較的一定している患者は、患者の同意のもとで予定時刻前に起こし、看護師の介助のもとで排泄してもらう方法もある。

自力排泄行動をサポートする環境・「モノ」対策：排泄時はナースコールという指導でよしとせず、患者はナースコールを押さ（せ）ないという前提で、患者の自力行動をサポートするようにベッドまわりを整備する。患者の障害に合わせて患者の動作遂行を助ける「つかまるもの」を適正に配置し、障害物を取り除く。介助バーや移乗しやすいポータブルトイレ（持ち手と足引きスペースがあるもの）の設置、ベッドサイドのコードやいすやオーバーテーブルの脚の位置を整えることなどである。安定性のよい点滴台や点滴台の走行を妨げるわずかな段差の解消、裾さばきのよい病衣、すべりにくい靴下、履物なども重要である。

▶判断力障害患者の転倒・転落事例

1. 患者と発生状況

患者：認知症と術後や重症心疾患など、重大な病態によるせん妄患者であった。後者では重要なチューブが留置されており、転倒・転落が重大なチューブトラブルに発展しかけた事例もあった。

発生状況：8割以上がベッドまわりで臥位状態で発見されていた。その半数で柵が下されておらず、患者は柵乗り越えか、柵間くぐり抜けで転落したと考えられた。このことは、柵が転落防止に役立たないうえに、けがを増大させる可能性を示唆している。また、直前の巡回で睡眠中と判断された患者も多かったことから、ベッドから降りようとする行動は唐突で、頻回の巡回でも転落防止には限界があると考えられた。

2. 対策

離床センサーの設置：患者がベッドから降りようとする行動をキャッチする離床センサーの装着は必須である。ナースステーションの近くにいる術後や重症患者は、頻回の訪室や心電図モニターの基線の揺れなどで行動を察知しやすい。したがって、病態が改善し、活動性が増した認知症者の方がより設置が求められる。

「許される身体拘束」の院内基準の作成：高齢者の術後や重症内臓疾患によるせん妄患者ではベッドからの転落は、生命を脅かすチューブトラブルに発展しかねない。こうした患者では、「許される身体拘束」を選択せざるを得ない。

ベッド柵の検討：活動性のある認知症者の4点柵は、柵乗り越えによる転落を誘発し、重大なけがを引き起こす可能性があり、片側の足側の柵を下しておくほうがよい場合も多い。ただ、そこから転落することもあるため、そのメリット、デメリットを家族に伝え、理解を求めたうえで行う。

転落を想定した衝撃緩和策：転落は頭部打撲による重大なけがを起こしやすいことから、転落を想定したけが軽減策として、低床ベッド、衝撃吸収マットの設置など、衝撃緩和策も同時に行う。

参考文献

i) 川村治子：転倒・転落. ヒヤリ・ハット11,000事例によるエラーマップ完全本. 医学書院, p66-82, 2003

ii) 川村治子：転倒・転落事故防止. 系統看護学講座統合分野 医療安全（第3版）. 医学書院, p142-167, 2014

講義9

Q9-4 入院時の転倒事故に関する説明の仕方は？

村井　敦子（国立病院機構東名古屋病院看護部）
饗場　郁子（国立病院機構東名古屋病院神経内科）

　入院オリエンテーションの場で患者と家族に転倒予防の説明を行うことが大切である。転倒事故を起こさないように説明するポイントは、「できるだけ患者・家族の思いを傾聴する」こと、および「患者・家族・医療者が一緒になって転倒予防に取り組む必要性を心を込めて伝える」ことである。

▶入院前の転倒と生活の情報収集を行う

　患者や家族に「入院前は自宅で転倒したか？」と尋ねると「転倒はしていないが、尻餅をついたことはある」と答える場合がある。われわれ医療者は『身体の腰から下が床についたら転倒』と定義するが、患者や家族はそう捉えていない場合が多い。転倒の定義を確認し、自宅での転倒頻度や具体的な発生状況を確認することも重要である。

　可能な限り患者・家族の気持ちを組み込んだ対策を講じるよう心掛ける。自宅での患者の生活習慣や趣味、家族のなかでの役割などを尋ね、患者の行動を理解してかかわれるよう努力すると共に、患者が普段の生活に近い入院生活が送れるよう支援する。日中の過ごし方や就寝、排泄時刻を聞きとることも重要である。特に排泄は転倒のきっかけとなるもっとも多い要因であるため、排泄時刻はあらかじめ確認し、患者が慌ててトイレに行くことがないよう声かけする。排泄に介助が必要な患者の場合は、患者がトイレに行きたくなる前に早めに排泄誘導すると、介助者も落ち着いて見守りができ、転倒予防へつなげることができる。

▶転倒事故が起こる危険性を伝える

　患者自身に転倒のリスクを知ってもらうために、入院初日に「あなたの転倒・転落危険度は？」（図1）というチェック用紙[1]をつけてもらい、その場で結果をお知らせする。○が1つでもあれば、十分に転倒のリスクがあり注意が必要であることを説明する。たとえば、移乗に介助が必要な患者であれば、必ずナースコールを押して行動するよう指導し、家族からも患者が一人で動かないように声かけの協力を依頼する。家族のサポートも患者の安全にかかわっていることを伝える。

▶具体的な転倒予防方法を伝える

　入院前まで自立度の高い生活をおくっていた患者の場合、可能な限り自宅と同じ環境を提供することがポイントである。

　当院では、転倒予防について具体的に注意してほしい内容を伝えるために、移動能力別に2種類の転倒予防対策説明シートを作成した（図2a、b）[2]。たとえば、スリッパのように踵のない履物は容易に着脱ができるが転倒しやすいことを、シートを使って説明すると理解も得やすい。

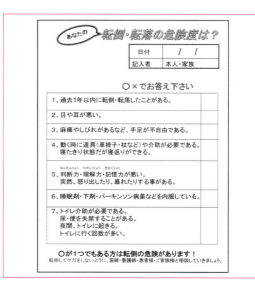

図1　転倒・転落危険度チェック用紙
（饗場郁子：医療 69：38-42, 2016 より引用）

図2　入院患者用転倒予防対策説明シート

a. 独歩が可能な患者用

Q. 転ばないためにはどうすればいい？
- □遠くにあるものをとろうとして転倒することが多いので、ベッドの近くによく使うものをまとめて置くようにしましょう。
- □サイズの合う活動に適した服装を用意しましょう。
- □ズボンのすそはかかとの上にしましょう。
  → 長い場合は折り返して縫いましょう。
- □履き物はご自宅で使用しているものにしましょう。
  ☆ポイント：ゴム底などの滑りにくいもの、着脱しやすいもの
  ※スリッパではなく靴タイプの脱げにくいものにしましょう。

Q. 眠り薬や安定剤を飲んでいる際の注意点は？
- □消灯前にトイレを済ませてから、薬を飲むようにしましょう。
- □夜間トイレに行く時はふらつくことがありますので、看護師をお呼び下さい。
- □服用するお薬の作用や注意点について、薬剤師または看護師から説明をいたします。

Q. 排泄の際の注意点は？
- □トイレの際は看護師が付き添いますが、どうしてもそばを離れなければならない場合があります。看護師がくるまで立ちあがらずにお待ちください。
- □ポータブルトイレを使用する場合、ベッドから降りる前に必ず看護師をよんでください。
- □トイレの床は濡れていることがあります。十分ご注意ください。
- □あわてて行動すると、思わぬ事故につながります。早めにトイレに行くようこころがけましょう。

[シートの使用方法]
一人ひとり、注意してもらいたい事柄にチェックして具体的な転倒予防のポイントを伝える。

b. 移動に介助が必要な患者用

Q. 転ばないためにはどうすればいい？
- □トイレに行くときは看護師が付き添いますので、ナースコールでおしらせください。
- □遠くにあるものをとろうとして転倒することが多いので、ベッドの近くによく使うものをまとめて置くようにしましょう。
- □スリッパではなく靴を使用しましょう。

Q. 車椅子はどこに注意したらいい？
- □医師・看護師・リハビリの先生が安全だと判断してから車椅子へ一人でうつるようにしましょう。
- □車椅子に乗ったまま落ちた物を拾わないようにしましょう。
- □乗り降りの際は必ずブレーキをかけましょう。
- □急に立ち上がると、転倒の危険が高くなります。安全ベルトを着用させていただく場合があります。

Q. 歩行器や杖はどこに注意したらいい？
- □医師・看護師・リハビリの先生が安全だと判断してから一人で使用するようにしましょう。
- □歩行器にはブレーキがないため歩行器につかまって立ち上がるのはやめましょう。
- □洗面所やトイレは床が濡れていることがあります。十分にご注意ください。

Q. 眠り薬や安定剤を飲んでいる際の注意点は？
- □消灯前にトイレを済ませてから、薬を飲むようにしましょう。
- □夜間トイレに行く時はふらつくことがありますので、看護師をお呼び下さい。
- □服用するお薬の作用や注意点について、薬剤師または看護師から説明をいたします。

Q. 排泄の際の注意点は？
- □トイレの際は看護師が付き添いますが、どうしてもそばを離れなければならない場合があります。看護師がくるまで立ちあがらずにお待ちください。
- □あわてて行動すると、思わぬ事故につながります。早めにトイレに行くようこころがけましょう。

（細井夏美,他：医療 69：356-359, 2015 より引用して改変）

そのほか、転倒予防方法をトイレやベッドサイド、食堂などにポスターとして貼り、患者だけでなく面会に来た家族へも伝える[1]。当院では転倒予防川柳を患者・家族・医療者から募集し、日めくりカレンダーや液晶画面パネルを使い、飽きないよう工夫して啓発している[3]。

▶転倒発生時の連絡方法を家族と確認する

転倒が発生した場合、家族に真夜中でも連絡すべきか迷うことがあるため、入院初日に転倒発生時の連絡方法を家族に確認しておく。『転倒しても外傷がなければ次回の面会時に伝えてもらえばよい』という家族もいれば、『夜中でもかまわないから連絡してほしい』という家族もいる。転倒の報告が遅れて家族との信頼関係が崩れたり、コミュニケーションが取りづらくならないよう、家族の希望に合わせた連絡方法を電子カルテの掲示板などに記載し、スタッフで共有する。

文献
1) 饗場郁子：医療 69：38-41, 2015
2) 細井夏実, 他：医療 69：356-359, 2015
3) 饗場郁子, 他：医療 69：448-453, 2015

講義9

Q9-5
ベッドサイドの環境整備とアラームシステムは？

杉山　良子
(パラマウントベッド株式会社技術開発本部主席研究員(看護師)/元武蔵野赤十字病院医療安全管理者)

▶ベッドサイドの環境整備は環境による誘発行動に注意する

　転んでも大けがをしないような環境をつくることは、患者ケアを計画実践する医療者の役割である。患者の病状変化に合わせたタイムリーな環境調整が必要とされる。日々、安全な療養環境が整っているのかを考え続けることが大切であり、危険予知トレーニング(KYT)による転倒・転落事故の危険予測の感受性向上が役立つ。

　また、医学的な視点で患者の生活環境を捉えて、療養中の環境整備を行うことも必要である。そのためには、患者の疾患や病態を理解することから始まって、生活行動としての起きる、食べる、排泄する、清潔にする、活動するといった患者行動を転倒リスクからどのように守っていくのかを考えなくてはならない。

　環境のなかに置かれた物体あるいは形状は、特定行為をアフォード（誘発）する。これを環境の持つ意味性、あるいはアフォーダンスという。人間は無意識のうちに環境の特性に誘発されて、特定の行為を行ってしまう。たとえば、本来座るための物や場所でなくても座れる高さであれば、座る行為を誘発する。つかめるところにある物は、つかむ行為を誘発し、寄りかかれる物は寄りかかる行為を誘発するという具合である。アフォーダンスにより、転倒が発生したのであれば、環境整備とは、患者行動によるリスクを回避するために医療者が考え対策をとる行動といえる。特に、転倒・転落事故においては、ベッド周囲での発生が約60～70％ともいわれているので、ベッド周囲の環境整備は重要である。具体的には、ベッドの高さ調節、ベッドから起き上がって立位をとるまでの患者の姿勢サポートとなるサイドレールや介助バーの状態、手をつきやすいオーバーベッドテーブルの固定やサイドキャビネットの固定、不安定なパイプいすの改良など、ハードウェアそのものの状況や配置の設定が環境整備の基盤となる。広く環境を捉えれば、病室の広さや照明、床の材質、トイレの状況なども環境整備対象となるが、少なくともベッド周囲の改善は、どこにおいても必須と思われる。

▶アラームを有効に使用するためのケア

　アラームは、本来システムが不具合状態にあるときに、それに気づかないというヒューマンエラーを防止するために使用される。アラームは、ランプなどの視覚提示、ベルやブザー、音声メッセージなどの聴覚提示、振動などの触覚提示がある。

　転倒・転落事故防止においては、転倒リスクにつながるような患者行動をモニターするツールの一環として使用されている。モニターしているのは患者の動きをキャッチするセンサー類である。アラームを発するセンサーの検知率や誤報率が問題視されているが、これは機器の不具合ではなく、人間の動きを対象としているために起こる問題である。すなわち、患者行動を捉えてセンサーがアラームを発しても事故に至らないケースが続くと、看護師は「オオカミ少年効果」によりアラームの無視やアラームをOFFにしてしまう。その結果、患者が転倒したというインシデントが後を絶たない。

　しかし、こうした問題はセンサーのハードウェアの問題として片づけるのではなく、ハードウェアを有効に使用していくためのケア（ソフトウェアの問題）として見直していく必要があると思われる。どの患者に、いつ、どこで、どのようにして行動センサーがアラームを発するように設定して

いくかである。これについては、患者の転倒・転落リスクアセスメントとの連動が絶対的に必要である。看護力が不足しがちな現場で、さらに夜間帯においては、看護師をサポートするツールとしてセンサーやアラームは確実に必要となる。高齢化、認知症者が増加していくなかで、患者に非接触の状態（センサーのベッド内臓型）で危険行動をモニター化していくことは将来的にも必須であり、技術も進歩してきている。

▶転倒・転落事故防止に活用できるアラームシステムとは？

転倒・転落事故防止対策を4つのプロセスとしてハードウェアの視点から考えてみると、対策づくりの前提として、まず1つ目に、患者アセスメントの実施がある。2つ目は、事前防止対策としての低床ベッドや介助バーの使用である。3つ目は、動き出す患者行動の直前対策としてのセンサー類の使用、特にベッド内蔵型のセンサーの使用（図）である。夜間、患者が排泄行動をとろうとして自ら身体を動かしたそのときに、アラームや振動音で看護師が持つ携帯端末に通知し、看護師がすばやくベッドサイドに駆けつけて患者に付き添いサポートができるようにすることである。夜間帯での排泄行動時に転倒が多いことは周知のことであり、看護師の負担軽減にも貢献できる。

4つ目は、影響緩和の対策で、仮に転倒・転落してもその影響を少なくすることである。低床ベッドやベッドサイドの床に衝撃吸収マットを敷いておくことである。転倒・転落事故でもっとも

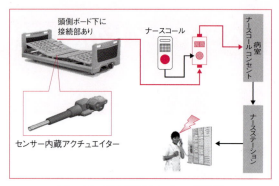

図　ベッド内蔵型センサーの構造

　ベッドが患者・入居者の状態を検知し、非接触・無拘束で患者のベッド上動作を4つの段階（起き上がり、端座位、離床、見守り）で計測できる。
　センサー内蔵アクチュエーターが、ベッド上の荷重の変化、つまり起きあがり・離床したことを検知すると、電気信号がナースコール・ユニットに流れ、ナースコールを押したときと同じ状態になる。

留意すべきは、頭部外傷の予防である。外傷が重篤で急性硬膜下血腫を引き起こせば、生命そのものに危機が及ぶからである。

繰り返しになるが、ハードウェアとしてのベッドやセンサーをケアプロセスに適切に組み込んで、有効に活用するための使用方法を標準化し、ケアスタッフ全員が実践していくことが第一である。患者には個別性があり、決して同じ患者はいないし、再現性もない。しかし、システムとして実践していくことをみんなが合意し守っていくこと、その地道な継続のなかで、その病院に適した転倒・転落事故防止対策が定着して、全体数としての事故低減につながっていくと期待できる。

講義9

Q9-6 転倒・転落患者を発見したときの対応は？
①頭部外傷のチェックポイントは？

鮫島　直之
（東京共済病院脳神経外科）

　転倒・転落外傷が生じた場合、頭部外傷の有無は転帰を左右するので初期段階からの評価はとても重要となる。観察、評価方法の一つにJPTEC（Japan Prehospital Trauma Evaluation and Care）がある。この方法は、救急隊にも普及している手法で、①状況評価（受傷機転）、②初期評価、③全身観察、④詳細観察、⑤継続観察の手順で行う。特に高齢者は、聴力低下、認知症、夜間せん妄などが加わることで正確な意識状態の把握が困難となる。また、疼痛に対する感度が低く訴えが少ないため異常を見逃しやすいので注意を要する。頭部外傷が疑われた場合のチェックポイントを以下に述べる。

▶まずは意識障害と神経症状の有無の確認

　はじめに意識障害と神経症状の有無を確認することが重要である。意識障害の評価にはJCS（Japan Coma Scale）もしくは、GCS（Glasgow Coma Scale）を用いる。神経症状には、観察のほかにバレー徴候の検査（手のひらを上に向けて前に伸ばし、閉眼したときに姿勢を保持できるかなど）などを用いて麻痺の有無を確認する。

　意識障害や神経症状のある場合には、頭部CTを施行して、頭蓋骨骨折や外傷性頭蓋内出血（急性硬膜下血腫、脳挫傷、外傷性くも膜下出血）の有無を調べる。これら所見がみられた場合には脳神経外科の専門的な治療が必要となる（Q2-5参照）。意識障害のある場合には瞳孔を観察し、瞳孔不同（左右の瞳孔の大きさが異なる）がある場合には脳ヘルニアを疑う。この場合に、多くは外傷性頭蓋内出血が認められ、より緊急に脳神経外科の専門的な治療が必要となる。

　意識障害のない場合でも、頭部外傷のあった場合には、経時的な継続観察が必要である。硬膜外血腫、脳挫傷、一部の急性硬膜下血腫など、外傷性頭蓋内出血のなかには、遅れて症状が出現し増悪するものもあるので注意が必要である。

　病院内で発生した転倒・転落における頭部外傷のフローチャートの一例を図に示す。

▶その他のチェックポイント

1. 頭部挫創

　毛髪のある頭皮は血流が豊富であり、小さな挫創からも出血量が多くなるので適切な縫合処置が必要である（Skin staplerでの縫合が有効）。医師が縫合処置を行うまでに出血多量とならないよう、しっかりと圧迫止血を行うことが重要である。

2. 頭部打撲皮下血腫

　頭皮下の血腫は、受傷後12時間以内は冷やす。前頭部、前額部の皮下血腫は時間と共に下に降りてきて眼瞼周囲が青く腫れてくる。特に上眼瞼が次第に腫れて数日間は開眼不能になることがあるため、受傷時に視覚障害の有無の確認が必要である。皮下血腫の青みがきれいに治るまでには3週間～1ヵ月を要する。

3. めまい

　内耳震盪によって生じ、ほとんどが2週間～2ヵ月で軽快する。側頭骨骨折を伴う場合には、聴力障害の後遺症やめまいが遷延することがある。

4. 顔面骨骨折

　顔面骨は多数の薄い骨が組み合わさって構成されているので、転倒による外傷で骨折しやすい。特に頬骨は骨折しやすく、陥没骨折した場合には修復手術が必要となる。

5. 嗅覚消失

　転倒により後頭部を強打すると、反対側の前頭

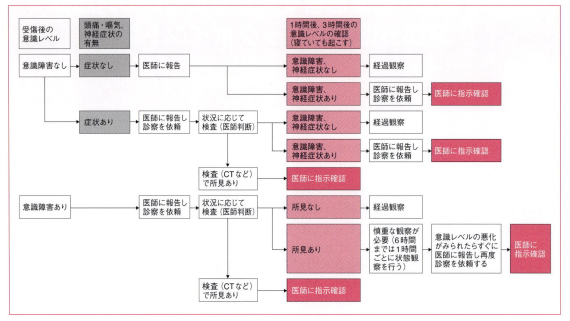

図 病院内 転倒・転落患者の頭部外傷フローチャート
(2015年11月 翠明会 山王病院（千葉市稲毛区）医療安全管理部作成資料より引用)

葉底部に力が加わり嗅神経損傷の原因となる。外傷後に臭いを感じなくなり、嗅覚消失による味覚障害も出現する。

6. 慢性硬膜下血腫

軽微な頭部外傷が原因となるが、一般に外傷後3週間～数ヵ月以内に発症する。片麻痺による歩行障害や認知症などの精神症状で発症する。受傷時には本症が診断できないため、本人およびご家族にその後に起きる可能性について説明しておく必要がある（Q2-5参照）。

講義 9

Q9-6 転倒・転落患者を発見したときの対応は？ ②大腿骨近位部骨折のチェックポイントは？

奥泉　宏康
（東御市立みまき温泉診療所）

　病院における転倒・転落で、大腿骨近位部骨折は頭部外傷に次いで頻度が多く、重度の障害が残る可能性の高い外傷である。

　大腿骨近位部骨折は、骨粗鬆症やがんの骨転移などのために病的骨折（軽微な外力で生じる骨折）として生じることがあるが、多くの場合は、股関節の側方、特に大転子部を打撲することによって起こる。特に、側方や後方への転倒により生じやすい。

▶大腿骨近位部骨折の症状

　大腿骨近位部骨折により、①股関節痛、②歩行困難、③股関節部の腫脹・熱感、④下肢の可動困難などの症状がみられる。一般には、大腿骨近位部骨折では、股関節前面〜大転子部の痛みを訴えることが多く、股関節の後面〜臀部に痛みがある場合には、むしろ、脊椎圧迫骨折による坐骨神経痛の可能性が高い。

　しかし、大腿骨近位部骨折のなかには、骨折片の転位（ずれ）がなかったり、咬み込んで安定したりしているために、股関節痛がはっきりせず歩行が可能な場合がある（図1）。病院で転倒・転落が発生した際、患者は転倒・転落して恥ずかしいと思い、医療スタッフへの気遣いから「痛くないです。平気です」と自力で立ち上がって、ベッドに戻ってしまうことがある。転倒・転落した患者を発見した場合には、股関節を内外旋、すなわち、足先をつかんで内側と外側に回した際に痛みがあるかを確認し、痛みを訴える場合には大腿骨近位部骨折を疑う（図2）。

▶大腿骨近位部骨折の診断

　大腿骨近位部骨折の確定診断のためには、X線撮影が簡単、かつ迅速である。痛みが強い場合には、ポータブル撮影も可能であるが、両股関節正面だけでは診断が困難な場合がある。その場合は、痛みのある股関節を動かさずに、健側の股関節を90度に曲げて股関節側面を撮影する方法が有用である（図3）。さらに、X線で大腿骨近位の骨折がはっきりしない場合は、骨盤の恥骨や坐骨

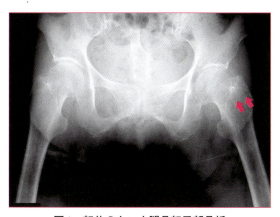

図1　転位のない大腿骨転子部骨折
矢印の部分に骨折線が認められるが、ほとんど左右の大腿骨頭から頸部の形には差がみられない。

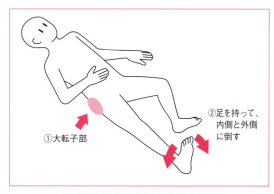

図2　股関節痛の有無を確認する方法
股関節の痛みがはっきりしないときは、①大転子部をおさえてみる、②足を持って、矢印のように外側と内側に倒して股関節の痛みが誘発されるかを確認する。

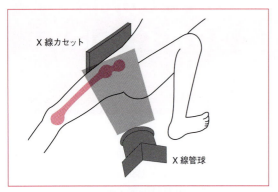

図3 股関節のX線側面撮影

痛みのある股関節は動かさないように、痛みのない側の股関節を90度に曲げて、股の内側から、痛みのある股関節に向けて、X線を照射し、外側に設置したX線カセットで撮影する。

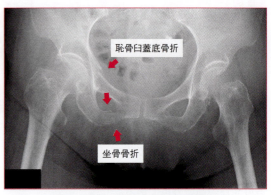

図4 骨盤の坐骨および恥骨骨折

大腿骨近位部に骨折がはっきりとしない場合には、骨盤の辺縁線を詳細に観察すると、恥骨や坐骨の骨折を発見することがある。

の骨辺縁に断絶や「ずれ」などの骨折を疑わせる所見がないかを確認する（図4）。

以上を実施しても、診断がつかない場合には、股関節MRIが有用であることが「大腿骨頚部／転子部骨折診療ガイドライン 改訂第2版」[1]に示されている。現在の病院におけるMRIの普及率は、骨シンチグラフィーより高く、骨折後早期より骨髄内の変化が確認できる。

転位のないうちに、正確な診断を行うことにより、股関節痛の増強を予防でき、骨折部からの出血を抑制させるばかりでなく、手術侵襲の大きい人工骨頭置換術を回避し、より侵襲が少なく手術時間の短い骨接合術で疼痛コントロールが可能になる。

最後に、骨折部の転位の大きい大腿骨転子部骨折は、骨折部から500mL前後の出血が起きることがある。高齢者やがん末期患者は、受傷前より貧血状態にあることが多く、さらに、ワーファリンの内服や化学療法により出血傾向にある場合がある。出血により、血清ヘモグロビン値が2〜3g/dL下がると、急性心不全や呼吸困難を引き起こすことがある。大腿骨転子部骨折患者では、血圧低下や頻脈などのバイタルサインのチェックを頻回に行い、血液検査を早期に実施し、輸液や輸血を準備しておくことが肝要である。

文献

1) 日本整形外科学会, 他 監：大腿骨頚部／転子部骨折診療ガイドライン 改訂第2版. 南江堂, 2011

講義 9

Q9-7 病院における転倒・転落事故に対する法律的責任は?

望月 浩一郎
(虎ノ門協同法律事務所)

▶転倒させないための配慮に欠けたとき、法律的責任が問われる

公益財団法人日本医療評価機構の医療事故情報収集等事業報告では、死亡または後遺障害を残す可能性のある事故報告は2016年に1,538件あるが、療養上の世話における事故は620件(40.3%)あり、このうち、転倒・転落・衝突に関する事故が377件(24.5%)を占めている(図1)。このように、病院における事故予防のなかで転倒・転落事故予防は重要となっている。

転倒事故などを皆無にすることはできない以上、①病院として防止し得る転倒事故など、すなわち法的責任があると評価されるような転倒事故などを予防し、②転倒などを大きなけがにさせないための配慮を尽くし、③防げない転倒事故など、すなわち病院側に法的責任がないと評価される転倒事故などを紛争に発展させない配慮が必要となる(図2)。

防止し得る転倒事故などの予防という点では、施設の安全性と事故を防ぐ看護方法という2つの課題がある。施設には「通常有すべき安全性」が求められ、これは「当該施設の構造用法、場所的環境および利用状況など諸般の事情を総合考慮して具体的個別的」に判断される。病院の場合には、転倒リスクが高い患者をも利用対象者としているため、求められる安全性の水準は高くなる。

70代女性患者の事故裁判例を挙げる。患者が泌尿器科診察室で診察を受け終え、診察いすから立ち上がり、出入り口に向かおうと体を反転した際に転倒し、右大腿骨頸部を骨折した。この患者は、同世代と比べてもおぼつかない足取りで、小さい歩幅で足を地面から離さないようなすり足的な歩行をしていた。診察室内の床には、マイクと電話のコードをガムテープで貼り付けてあり(高さ10mm、長さ約40〜60cm)、この段差につまずいて転倒・骨折した。床面は平らであるという意識下では、わずかな突起物に足をとられることがある。判決では、病院という特性を踏まえると通常有すべき安全性に欠けると判断された。

看護では注意義務を尽くすことが求められるのであって、すべての事故を防止するという不可能を強いられるのではない。転倒事故などを予見し、かつ、回避できるにもかかわらず、回避しなかった場合に注意義務違反が肯定される。注意義務の基準となるべきものは、「診療当時のいわゆる臨床医学の実践における医療水準」であり、「当

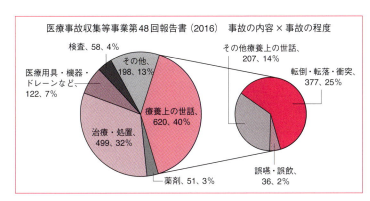

図1 死亡または後遺障害を残す可能性のある事故報告

(日本医療評価機構:医療事故情報収集等事業第48回報告書.2016より作成)

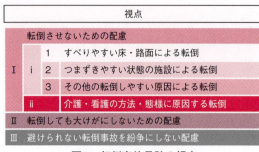

図2 転倒事故予防の視点

該病院の性格、所在地域の医療環境の特性などの諸般の事情を考慮」して判断される。

裁判例をもう一つ挙げる。透析を受けていた70代女性患者が、原因不明の発熱のために入院した。患者は、当初はストレッチャーによる病室からの移動で透析を行っていたが、治療により状態が改善し、初めて車いすで透析室に移動することとなった日に転倒事故が生じた。看護師と看護助手の2名で、車いすから透析ベッドに移動させるために患者を車いすから立たせた。その後、看護師が、車いすを透析室の入り口付近に移動させるために介助から離脱し、看護助手が患者を背後から支えていた。看護助手が、患者のコップを透析用ベッドのオーバーテーブル上に置くために患者から離れた直後に、患者が仰向けに転倒した。判決では、患者がバランスを崩すなどして、転倒する可能性があることは予測できるとして義務違反を肯定した。事故の多くは、「無理」あるいは「無知」が原因ないし背景にある。この事例は、看護助手が、看護師が戻り、両名で患者を透析用ベッドに移動し、体位が安定してから、コップをオーバーテーブルに置くという順序を守っていれば避けられた。ちょっとした油断から「無理」をしたことが事故の原因となった。

患者の転倒リスクが高く、かつ、安全を確保するための指示を患者が遵守できると期待できない場合、身体拘束という選択が検討される。身体拘束は、①切迫性（患者本人またはほかの患者などの生命または身体が危険にさらされる可能性が著しく高いこと）、②非代替性（身体拘束その他の行動制限を行う以外に代替する介護方法がないこと）、③一時性（身体拘束その他の行動制限が一時的なものであること）の要件を満たしたときにのみ許される。この要件を満たしていない身体拘束は違法である。

これまで、身体拘束の要件を満たしていながら、身体拘束をしなかったための転倒事故などについて病院の注意義務違反が問われた事例と、その逆に、身体拘束の要件を満たしていないにもかかわらず身体拘束をしたことが違法であるとして病院の責任が問われた事例と両方がある。身体拘束について正しく判断するためには、病院側だけでの判断ではなく、身体拘束の要否を判断するための転倒リスクに関する情報および身体拘束の時間的な限定あるいは拘束方法などについて、病院が患者本人や家族と情報を共有することが必要であり、紛争を予防するうえで重要である。

裁判事例の多くは、転倒事故など自体が紛争の原因となるのではなく、転倒事故などの結果死亡あるいは重大な健康被害が生じたことによる。衝撃吸収マット、低床ベッドなどの安全に配慮された用具・備品が日々進歩している。ベッドからの転落を防ぐために柵を用いたことで、患者が柵を乗り越えようとして転落したため、柵があったことが大きなけがの要因となった事例もある。高い柵の利用の再検討など、最新の医療情報を踏まえて、「臨床医学の実践における医療水準」を維持することが必要となる。

転倒事故に限らないが、医療をめぐる紛争の背景には、患者やその家族の「病院が最善を尽くしてくれなかったのではないか」という思いがある。このような紛争を回避するために大切なことは、事実関係を病院側と患者側とが共に正確に認識し合うことである。事前の対応としては、転倒リスクについて認識を共有することが、事故後の対応としては、①情報の開示、②事故原因の分析、③再発防止策を示すことが重要である。真実を知ることで患者と家族が癒される効果は大きい。病院側に責任がある事例であれば早期の謝罪が、責任がない事例であっても、医療従事者として、患者と家族の痛み・苦しみに対する理解と共感を示すことは、紛争を予防するうえで不可欠である。

講義10 POINT　介護保険施設の転倒予防対策

小松　泰喜（日本大学スポーツ科学部）

▶ 介護保険施設での転倒予防対策はその施設環境に応じて講じることが一般的となっている。特に施設環境は高齢者の生活機能を見据えるうえで非常に重要とされており、物理的環境を中心としたポイントは以下の通りである。

▶ **物理的環境**とは**間取り**、**動線**、**動作寸法**、インテリアなどである。高齢者の生活環境はその居住空間において、実際の生活を支援するための社会的環境も合わせて検討する必要がある。間取りや動線では、特に移動手段による転倒事故発生が重要となる。移動手段別の転倒発生様式については、**車いす使用者（全介助者）**でもっとも報告された転倒様式は、**車いすからの転落**である。部分介助者であっても移乗時の転倒が多く、車いすからベッドまたはトイレ、いすへ移動する際には細心の注意が必要となる。歩行移動者で多く報告された転倒様式は歩行中のつまずきである。

▶ **歩行移動者**においては物理的環境として**床面**にも配慮が必要であるが、施設環境ではむしろ歩行移動者に合わせた環境（すべりにくい床面など）にすると、車いす使用者にとって転倒しやすい環境となってしまうことも予測されるため、個別的な対応がより現実的となる。

▶ **動作寸法**では移動手段にもよるが、国土交通省が定めている**主要寸法**の基本的な考え方を知ったうえで、動作能力を的確に評価するケアスキルが必要となる。ケアスタッフにおいては動作寸法のスキルが先に立ち、そのうえで段差の解消や手すりの設置が必要となる。入居者の動作スキルに則った対策ではなく、段差解消や手すり設置などの動作環境が先に立ち、結果的に空間を狭めてしまい、逆に転倒を誘発しやすい環境になってしまうことがあるため注意が必要である。**照明**などのインテリアは生活機能と密接にかかわりを持つといわれている。入居者の生活環境は住み慣れた空間を意識したものでなければならず、場合によっては使い慣れた家具などを居室スペースに持ち込むことも大切である。照明は日常や気分に合わせ、日中に部屋を暗くするなど**概日リズム**を無視するようなことのないようにすべきである。

▶ 移動手段の違いに代表されるように介護度（自立度）や認知症の程度や種類は、物理的環境による転倒の誘発要因といわれている。

▶ **介護保険施設**での実践では、転倒予防のための**多職種連携**を推進する際に、ケアスタッフや看護師、リハビリテーション専門職などの間で連携を築く際、お互いが**共通言語**の理解に乏しいといった事象が発生することも転倒事故の原因となる。したがって、転倒予防やそれに関連した資格制度などの受講により、転倒・転落事故の予防や対策ための知識を身に着けられることから、積極的に参加することも必要であろう。

講義10

Q10-1
介護保険施設での転倒の実態は？

小松　泰喜
（日本大学スポーツ科学部）

一概に介護保険施設といってもいくつかの種類がある（表）。介護保険施設とは、介護保険サービスで利用できる施設であり、介護施設としての「特別養護老人ホーム（いわゆる特養）*」がある。次に、介護を必要とする高齢者の自立を支援し、家庭への復帰を目指すために、医師による医学的管理の下、看護・介護といったケアはもとより、作業療法士や理学療法士などによるリハビリテーション、また、栄養管理・食事・入浴などの日常サービスまで併せて提供する施設（基本的には在宅に向けた中間施設）が「介護老人保健施設（いわゆる老健）」である。特に重要なことは、介護保険法による被保険者で要介護認定を受けた方のうち、病状が安定していて入院治療の必要がない要介護度1～5の方で、リハビリテーションを必要とされる方が入所する施設となる。そして3つ目が、長期入院して療養する「介護療養型医療施設（いわゆる療養病床）」である。いずれも、要介護の認定を受けた人が対象となり、入居時にかかる費用は基本的にはなく、介護にかかる費用に居住費や食費を加えても、月額費用は総じて割安になっている。最近、特養への多くの待機者が話題となっているが、都市部と地方では需要に差があるといわれ、またユニット型個室が採用されたことで、新型では費用は高めになっている。

▶介護保険施設での年間転倒発生率は20～50%

介護保険施設全体では地域在住高齢者に比べ転倒率は高いといわれており、年間転倒発生率は20～50%とされている[1]。地域在住高齢者にも

表　介護保険施設の種類

施設の名称		特別養護老人ホーム（特養）	介護老人保健施設（老健）	介護療養型医療施設（療養病床）
入居対象者	自立	×	×	×
	要支援	×	×	×
	要介護	3以上	○	○
入居時の費用		不要	不要	不要
月額費用（目安）		旧型（4人部屋）5～16万円程度 新型（ユニット型個室）18～22万円程度	従来型多床室6～16万円程度	従来型多床室7～17万円程度
付帯サービス	食事	○	○	○
	緊急時の対応	○	○	○
	介護	○	○	○
終のすみかになる		○	×	×

共通するが、要介護状態にある施設入居者が転倒した場合、すでに全身機能の悪化や認知機能障害を呈していることが多く、不可逆的な転機をたどる場合も多いことが問題である[2]。性差においては種々の報告があるが、その対象となる施設および環境、属性に影響を受けることから、その違いについてははっきりとした見解がないものと思われる。しかしながら、女性では転倒・骨折率が高いことは一般的とされている。

では、介護保険施設ではどのような環境で転倒が多いのであろうか。老健ではリハビリテーションを実施する専門職が積極的にかかわることで身体機能が向上し転倒が減少することが考えられる。実際に転倒事故が起きた場合、特に多いとされているのがベッドから車いすや車いすからトイレへの移動がその原因といわれている。動作環境は講義10 POINTで示した通りであるが、内的リスク因子を考慮すると、実は立ち上がり動作に伴う恒常性維持機能の低下（生理学的機能低下）がリスク

＊「特別養護老人ホーム」は老人福祉法上の呼称。介護保険上の呼称は「介護老人福祉施設」。

因子となる。この背景には、まず加齢による血圧の変化がある。たとえば、加齢と共に血圧が上昇する傾向にあり、外出から家内に戻るときのように血圧の変化が環境の変化に適応する能力が低下することである。また、体温調節能力の低下により外気温が高いと体温が上昇してしまうこと、水・電解質バランスの異常による発熱、下痢、嘔吐などで、より容易に脱水症状を起こしやすくなる。さらに耐糖能が低下し血糖値を一定に維持する能力が低下することから、インスリンや経口糖尿病薬治療を受けている高齢糖尿病患者では低血糖を起こしやすくなる。このような恒常性維持機能の低下により、立ち上がり動作のような頭位の変化や急な抗重力姿勢に耐えることができなくなる。したがって、その予防対策としてはこのような老年症候群を見抜くことが重要となってくる。Morelandらは、施設入居高齢者の転倒関連因子間の転倒に及ぼす影響度を明らかにしている。それによると特に転倒に強く影響する因子として、精神機能、うつ、尿失禁、起立性低血圧、めまい、視聴覚機能、バランス、歩行、下肢筋力、日常生活動作（ADL）能力、歩行補助具の利用、低い活動レベル、向精神薬、心疾患に対する治療薬、疼痛に対する鎮痛薬、身体拘束があると報告している[3]。しかしながら欧米での研究成果は、とりわけわが国の文化や環境の違いを考えると、他国の転倒関連要因をわが国の高齢者へそのまま適用することは不適切な場合が多いといわれている。すなわち、要介護認定といったわが国独自の障害の重症度を示す指標を有効に生かしつつ、転倒との有意な関連性を示すことが重要である。

▶フレイルおよびサルコペニアへの対応も必要

フレイルの要因として、低栄養、サルコペニア（筋肉減少症）、基礎代謝低下、疲労・活力低下、

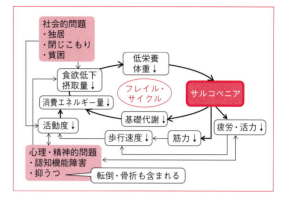

図　フレイル・サイクル

（Xue QL, et al.：J Gerontol A Biol Sci Med Sci 63：984-990, 2008より引用して改変）

筋力低下、身体機能低下、活動度低下などがあると考えられている。これらが関連しフレイル・サイクルを形成していると考えられている[4]。特に低栄養からサルコペニアになり、食欲低下・摂取量低下することで、さらなる低栄養から転倒・骨折につながる可能性がある。握力（上肢の筋力）は、歩行や移動機能との直接の関係性からさまざまな身体機能を反映し、加齢に伴う変化も正確に捉えることができることから転倒・骨折や虚弱、死亡リスクと強く相関があるとされる（図）。したがって、低栄養という負のスパイラルから生活機能障害に陥りやすい状態になり、結果として転倒・転落を起こしてしまうと考えられている。また、フレイルは加齢に伴う生理的老化と病的老化によって生じた状態であることから、介護保険施設においても筋力を低下させることなく、身体活動を維持し、転倒予防のためにも栄養に対する配慮が必要となってきている。

なにより介護保険施設は、常に利用者主体の質の高い介護サービスの提供を心がけ、地域社会に開かれた施設として、利用者のニーズにきめ細かく応える施設であることが望まれる。

文献
1) Jensen J, et al.：Am Geriatr Soc 51：627-635, 2003
2) 鈴川芽久美, 他：日老医誌 46：334-340, 2009
3) Moreland J, et al.：Gerontology 49：93-116, 2003
4) Xue QL, et al.：J Gerontol A Biol Sci Med Sci 63：984-990, 2008

講義10

Q10-2
介護保険施設での転倒予防対策は？

安藤　拓真（医療法人社団土合会介護老人保健施設シオンリハビリテーション部）
三谷　健（医療法人社団土合会渡辺病院リハビリテーション部）

転倒は加齢や疾患に伴う身体機能や認知機能、服薬の影響といった内的要因と物理的環境による外的要因、さらに施設入居者においては施設スタッフの知識・技術不足による人的要因などが相互に重なることで発生していると考えられる。

また、国内での施設入居高齢者の転倒発生率は12～37％とばらつきはあるものの、一般的に地域在住高齢者と比較すると発生率が高いと報告されている[1]。

転倒は日常生活動作（ADL）を低下させる要因になることも多いため、転倒の発生・再発予防は重要となる。

▶移動手段による転倒の要因と対応方法は異なる

移動手段については歩行と車いすの2つに大別され、転倒に至る要因や対応方法も異なる（図1、2）[2]。

高齢者施設に入居している約80％の入居者には、認知機能障害が認められるとされており、比較的歩行能力が高い認知症入居者に対して、身体機能・歩行能力に対するアプローチを継続しても、転倒による骨折を予防できる可能性はあるものの、転倒自体を予防することは難しいと報告されている[3]。

歩行している入居者に関しては、身体機能の維持・向上だけでなく、移動場所にぶつかる・つまずく可能性のある物がないように環境を整備する、歩行補助具の検討、服薬調整など包括的なアプローチが必要となる。

車いすを使用している入居者の転倒については、本来介助者がついて行う必要があるのにもかかわらず、移動や移乗を1人で行ってしまい転倒することが多い。具体的には、車いすのブレーキをかけずに起立・着座動作を行おうとし、車いすが後方に動き転倒してしまうことや、移乗時にフットレストを上げずにまたごうとし、脚がひっかかり転倒することなどが多くみられる。それらの対策としてブレーキが視野に入りやすく、操作しやすいような工夫が必要である。それでも操作が難しい入居者については、立ち上がりと同時に

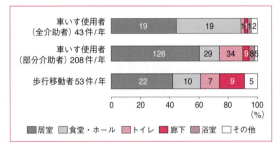

図1　移動手段別の転倒発生場所（n=304）
（長谷川大悟, 他：日転倒予会誌 2：23-32, 2016より引用）

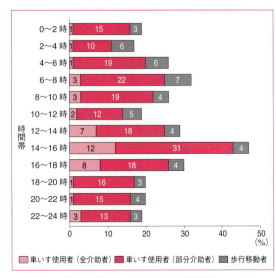

図2　移動手段別の転倒発生時間帯（n=304）
（長谷川大悟, 他：日転倒予会誌 2：23-32, 2016より引用して一部改変）

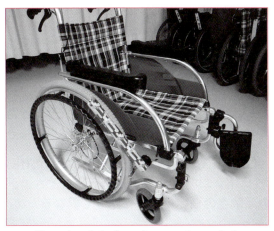

図3 車いすのブレーキ・フットレストの操作ミスを減らすための工夫
フットレストを取り、ブレーキの操作をしやすくするために目につきやすいように棒をさしている。

ブレーキがかかる自動ブレーキ付き車いすの導入も有効となる。フットレストに関しては高齢者自身での操作が難しいため、足を乗せておく必要のない方についてはフットレスト自体を取ってしまうことで転倒する機会が減少するケースもある（図3）。

移乗時の動作手順が定着しない方に関しては、ベッドサイドなどの実際に動作を行う場所において、車いすの停車位置に目印をつけ、写真を用いて動作手順をみやすく掲示するなど、入居者自身に加え、スタッフに対する意識づけも行う。

介助が必要にもかかわらず、居室にて1人で起き上がり、移乗してしまう可能性のある入居者に対してはセンサーマットや離床センサー付きベッドの導入も有効な手段である。

▶事故防止対策委員会で再発予防対策を

転倒した既往のある入居者は46.1％と、おおよそ半数が転倒を繰り返すと報告されている[2]。そのため転倒が生じないように事前に調整をすることは当然大事であるが、再発を予防するための対策も同様に重要である。

当施設においては転倒予防対策として、事故報告書の作成と月1回の事故防止対策委員会を開催している。事故が生じた際には、対応したスタッフが事故報告書を速やかに記載し提出することになっている。委員会は看護師・介護士・施設相談員・理学療法士・作業療法士の多職種で構成されており、事故報告書を参考にし、事故の振り返りと課題の抽出、対応・予防策を考察する。対応・予防策に対して速やかに実行に移すと共に経過を追いながら随時見直しを行っている。また、事故報告書とは別にささいなことでも気軽に記載してもらうことを目的として、ヒヤリハットノートを設置しており、記載された内容については事故報告書と同様に委員会にて対策を検討している。対応策についてはスタッフ全体に周知されるよう数日間朝礼にて申し送りを継続して行っている。

ここまでいくつか転倒予防に対する対策を挙げてきたが、やはり一番重要になるのはスタッフ全員による見守る目と気づく力になる。たとえば、表情や行動がいつもと違うと気づき見守ること、落ち着きがなく行動されている方に対してなぜそのような行動に至っているのかを考えること、そういった日々の対応が一番の対策であり、転倒予防につながる。

転倒・転落事故はいつ・どこで起こるかわからず、必ずしも防げるものではなく、まして「0」になることはない。そのなかで「防げる事故」と「防げない事故」を理解し、検討・対策を講じていくことが重要になる。

文献
1) 本間　晃：総合リハ 32：313-320, 2004
2) 長谷川大悟, 他：日転倒予会誌 2：23-32, 2016
3) 三谷　健：理療いばらき 10：88-93, 2007

講義11 POINT 地域社会における転倒予防

山田　実（筑波大学人間系）

- 地域在住高齢者の転倒の多くは、屋内で発生しており、特に、寝室、居室、台所といった主に日常生活空間で多く発生している。

- 高齢者の転倒は、種々の要因が関与していると考えられており、身体機能要因だけでも筋力低下、バランス能力低下、敏捷性低下、協調性低下、二重課題処理能力低下などさまざまである。しかも、これらの能力低下は、個々の高齢者の機能レベルに応じて異なるため、個々に低下した能力を中心に強化することが望まれる。

- 高齢者の転倒では、運動機能のみが着目されがちであるが、認知機能や精神機能、視覚機能、聴覚機能、さらには自律神経機能など、種々の心身機能の低下が転倒発生に関与している。さらに、これら内的要因に加えて、外的要因としての環境因子の影響もある。

- 地域社会における転倒予防は、広義の意味での介護予防と重複する。

- わが国では2006年度より、増加の一途を辿る要介護高齢者に歯止めをかける目的で、介護予防事業が開始された。開始当初は、基本チェックリストを用いてハイリスク者を選定し（当初は特定高齢者、現在は二次予防対象者）、その特定の対象者に対して実施するいわゆるハイリスク・アプローチが推奨されていた。

- 介護予防事業に参加することで、運動機能改善、基本チェックリスト改善、そして要介護認定の抑制といった効果が認められている。一方、当初の見込みよりも参加者数が伸び悩み、マクロな視点で要介護認定者（率）を抑制するといった大きなインパクトを与えることはなかった。

- 2015年ごろより、ハイリスク・アプローチからポピュレーション・アプローチへの転換が大きく叫ばれるようになった。介護予防領域におけるポピュレーション・アプローチとして推奨されたのは、住民主体の自主グループやサロン活動の促進である。地域包括ケアシステムの概念にも共通するが、自宅近隣で気軽に運動に参加できるのが特徴で、これまでのハイリスク・アプローチとは違い運動専門の指導者が不在の場合も多く、一定の研修を受講した介護予防ファシリテーター（インストラクターではない）が中心となって、定期的に運動を実施するというものである。

- 住民主体の非監視下での運動教室ではいわゆる低負荷な運動が実施されることになるが、参加する高齢者にとっては定期的に運動機会が得られるため、身体機能の維持向上には十分な負荷となる。

- 地域社会で転倒予防を実施する場合、幅広い機能レベルの高齢者が一堂に会することを想定し、レジスタンストレーニングや二重課題トレーニングなど種々のメニューを含んだ複合的な運動プログラムを実施することが必要になる。

講義 11

Q11-1
地域社会における転倒の実態と発生要因は？

山田 実
（筑波大学人間系）

▶高齢者の3人に1人は年1回以上転倒する

地域在住高齢者の年間転倒発生率は約30％とされ、高齢者の3人に1人は1年間に1回以上転倒していることになる。わが国の高齢者人口が3,400万人とすると（2016年時点）、実に1年間に1,020万人も転倒していることになる。そして、この転倒のうち約5％が骨折を引き起こすとされており、転倒・骨折は主要な要介護要因の一つとして挙げられている。わが国の大腿骨近位部骨折の発生件数は、2012年データで17.6万人（当時の高齢者人口：約3,000万人、推定転倒者数：900万人、推定大腿骨近位部骨折発生率：転倒者の約2％）とされ、骨折の医療費は1兆1,313億円と医療費全体（28兆7,447億円）の約4％を占めるまでに膨れ上がっている[1]。

▶転倒発生場所は約70％が屋内

地域在住高齢者において、多くの場合は屋内で転倒が発生しており、屋外での転倒発生は全体の約30％に留まっている。屋内での転倒発生場所の内訳は、寝室、居室、台所といった主に生活を遂行する場所が多く、日常的な生活空間で転倒に対する注意が薄れた状況下での事故が多いことがうかがえる[2]（図1）。転倒の発生契機では、歩行や立ち座り、方向転換などの動作遂行中における、つまずき・すべりなどの足元のトラブルが主因となり発生していることが多い（図2）。

▶転倒の発生要因は複合的である

高齢者の転倒では、運動機能のみが着目されがちであるが、それだけではない。認知機能や精神機能、視覚機能、聴覚機能、さらには自律神経機能など、種々の心身機能の低下が転倒発生に関与しており、これにさらに環境因子も加わる。そのため、一対一の単変量的な考えでは転倒発生を十分に説明することはできない。この点に関しては、院内・施設内の転倒発生とも共通するが、考えられる転倒因子に対してはできる限り介入していくという複合介入（multiple intervention）の考え方が望ましい。

▶筋力と歩行能力の低下が主な内的要因

転倒にかかわる身体機能としては、筋力低下やバランス能力低下、歩行能力低下が主であり、な

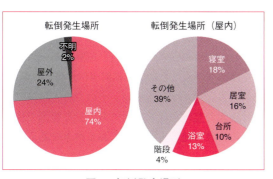

図1 転倒発生場所

（Cumming RG, et al.：J Am Geriatr Soc 42：774-778, 1994 より引用）

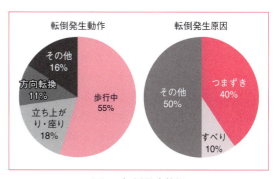

図2 転倒発生状況

（Cumming RG, et al.：J Am Geriatr Soc 42：774-778, 1994 より引用）

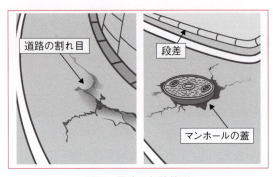

図3　屋外の危険箇所

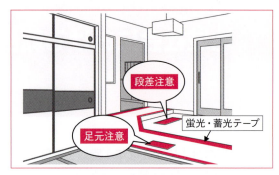

図4　住居内での障害物への注意喚起例

かでも加齢による筋力の衰えは転倒を誘発する深刻なリスク因子となる。実際、筋力や歩行能力の指標と転倒発生との関連性を調べると、両者の間には直線的な相関関係があり、筋力や歩行能力の低下に伴い転倒発生率は高まる。また、コクランのシステマティックレビューによれば、運動介入（特に複合的な運動介入）には転倒予防の効果があることが示されており、高齢者に対しては低下した身体機能を強化することで転倒予防に寄与すると考えられている[3]。

▶段差や散乱物は要注意な外的要因

住居内はいうまでもなく、住居周辺の環境についても日ごろから十分な確認を行い、転倒リスクが高い箇所については可能な範囲内での対策、および十分な注意喚起を行う必要がある。屋内環境では目立ちにくい軽微な段差が多く、敷居やカーペットの縁、電気コード、座布団、コタツ布団などがその代表例である。屋外にも目立ちにくい軽微な段差は多くあり、歩道と車道の境界、マンホールと道路の境界、アスファルトの割れ目、玄関マットなど、枚挙にいとまがない（図3）。このように目立ちにくい段差には、高齢者の注意が向けられにくく、つまずきやすく転倒を誘発することになる。なお、このような軽微かつ目立ちにくい段差への対応としては、住宅改修や道路工事などが一般的対応策として考えられるが、特に住居内においては注意喚起物の掲示だけでも有用となる場合がある。たとえば工事現場に掲示してあるような「足元注意！」「頭上注意！」といった注意喚起物を住居内の危険箇所に掲示したり、蛍光テープ、蓄光テープなどを用いて障害物を目立たせることで（図4）、障害物への注視が可能となり転倒の予防に寄与すると考えられる。

屋内外の環境を検討する場合、つまずきを惹起する軽微な段差といった環境因子だけでなく、"すべり"を誘発する環境因子にも着眼すべきである。すべりを惹起しやすい環境として、濡れた床面や凍結した路面などがイメージしやすいと思われるが、このような惹起因子がある場合、特に水やお茶などをこぼした際には、迅速に復旧することが何よりの対策となる。しかし、屋内外にはこれ以外にも種々のすべり惹起因子がある。そのもっともわかりやすい事例が、映画やアニメーションなどでみかける、バナナの皮を踏んですべって転ぶというシーンである。実際、何かを踏みつけてすべって転倒するケースは非常に多い。屋内であれば、床面に置いたままにしていた衣類や紙、ナイロン袋などを踏みつけてすべって転倒するなどの事例が多い。また、屋外であれば、落葉を踏みつけたことによる転倒事例が多く、特に、濡れた落葉はすべりやすい。そのため、屋内であれば足元の整理整頓を、屋外も可能な範囲で住居周囲の落葉の処理を心掛けておくべきである。

文献

1) 太田博明：日骨粗鬆症会誌 2：369-374, 2016
2) Cumming RG, et al.：J Am Geriatr Soc 42：774-778, 1994
3) Gillespie LD, et al.：Cochrane Database Syst Rev 9：CD007146, 2012

講義11

Q11-2
地域社会における転倒予防対策は？

岡田　真平（公益財団法人身体教育医学研究所）
北湯口　純（雲南市立身体教育医学研究所うんなん）

　地域社会では、「いつ、どこで、どんな人が、どのように転倒するか？」が実に多様である。病院や介護施設では、アクシデント・インシデントレポートやヒヤリハット報告などによってこれらの情報をできる限り詳細に把握し、体系的に整理することで、それぞれの実情に応じた具体的な転倒予防対策を講じることができる。しかし、地域社会では同様の手法を用いて対策を講じることは困難であり、現実的ではない。一方で、地域在住高齢者の転倒を予防するための効果的な手法に関するエビデンスは着実に蓄積されており、実施が推奨される有効な介入内容も示されている[1]。よって、地域社会における転倒予防対策は、それぞれの地域の実情に配慮したうえで、有効性が示されている介入内容をいかに地域社会に浸透させていくかが重要になる。その内容を大きくわけると、「深く狭い対策」と「浅く広い対策」とがあり、対策を進めるためには、関係する制度・政策や地域資源などを考慮しながら、これら両方の対策を展開していくことが望ましい。なお、「深い」「浅い」は介入の内容ではなく専門職の直接的なかかわりの程度を指し、「広い」「狭い」は介入対象者の範囲を指す。

　公衆衛生の分野では、「深く狭い対策」はハイリスク・アプローチ、「浅く広い対策」はポピュレーション・アプローチ、とも言い換えることができ、これらを適切に組み合わせることによって、地域社会における有効な転倒予防対策を講じることができる。

▶深く狭い対策：ハイリスク・アプローチ

　Gillespieら[1]のシステマティックレビューによると、地域在住高齢者に有効な転倒予防のアプローチとして、①運動プログラム（グループ・個別）、②住居安全性の改善、③凍結に対するすべり止め加工靴、④向精神薬の調整、⑤初回の白内障や頸動脈過敏症へのペースメーカー手術、⑥個人の転倒リスクの包括的な評価に基づくリスクへの対応（治療）、⑦運動プログラムを含む複数の要素を組み合わせた介入などが挙げられている。こうしたエビデンスに基づいて、米国・英国の老年学会は共同で、地域在住高齢者の転倒予防のためのアルゴリズムを示している（図）[2]。この図が示すように、一般的に推奨される地域における転倒予防対策は、転倒リスクが高い方をスクリーニングし、評価に基づいてリスクへの対応と転倒予防のための多因子・多要素介入を実施すると共に定期的にフォローアップする、という流れをつくるのが理想である。

　わが国では、転倒のみに限定したものではないが、介護保険制度下における介護予防の取り組みのなかで、転倒経験と転倒不安を含む25項目の基本チェックリストを用いて生活機能低下のスクリーニングを行い、要介護化のハイリスク群を選定する。該当者に対して個別に介護予防ケアマネジメントを行い、運動機能低下などを予防するためのプログラムを定期的に実施する仕組みになっており、これに転倒予防対策を組み込むことが現実的である。また、医療的な対応においても、骨折経験者をはじめとする転倒ハイリスクに該当する可能性がある高齢者が何かしらの問題で受診した際に、併せて転倒リスクの評価やその軽減に寄与する治療・リハビリテーションを行ったり、転倒予防に関する情報提供を行ったりすることも、地域社会における重要な転倒予防対策になり得る。

▶浅く広い対策：ポピュレーション・アプローチ

　ハイリスク・アプローチが推奨される一方で、

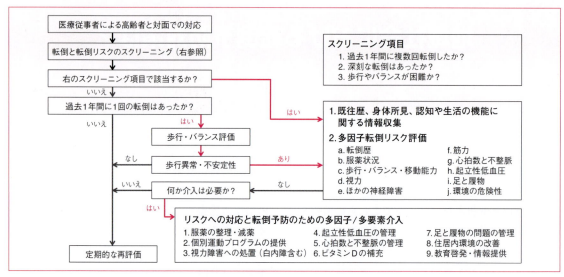

図　地域在住高齢者の転倒予防のアルゴリズム

(Panel on Prevention of Falls in Older Persons, et al. : J Am Geriatr Soc, 59 : 148-157, 2011 より引用して改変)

地域全体の高齢者を対象とした一次予防的な転倒予防対策を展開することも必要である。McClureら[3]のシステマティックレビューによると、地域在住高齢者の転倒による傷害の予防を目的としたポピュレーション・アプローチとして、①WHO（世界保健機関）のセーフコミュニティの推進や、②情報提供、③予防教育（運動プログラムの展開を含む）、④環境改善、⑤医療や関係機関との連携などの要素が有効であることが示された。また、予防効果は5年を超える中長期的な取り組みで転倒による傷害が減少する傾向も示されており、持続可能性の高いアプローチを構築することも重要である。

わが国では、一次予防的な介護予防事業（一般介護予防事業）がこれに該当するかもしれないが、現状は、比較的対象集団が限定された教室型プログラムの提供や、単発的な啓発イベントに留まっている。その手法はポピュレーション・アプローチとは言い難く、地域ぐるみの転倒予防対策に昇華していくことが求められる。そのためには、情報や教育をより効果的、効率的に必要とする高齢者に届けられる仕組みづくりや、予防教育だけでなく環境改善まで実行できるような多分野多職種の連携・協働による取り組みが望ましい。

▶地域包括ケアシステムを活かした対策

ポピュレーション・アプローチの視点も含めて地域社会における転倒予防対策の展開を考えたときに、「地域包括ケアシステム」と転倒予防対策は非常に親和性が高い。地域包括ケアシステムの5つの要素における転倒予防は、「医療：転倒骨折に対する医療的対応」「介護：施設内の転倒予防」「住まい：住居内の転倒予防」「生活支援・介護予防：多面的・包括的な転倒予防介入（ハイリスク・アプローチ）や、転倒予防に資する各種対策の展開（ポピュレーション・アプローチ）」などが考えられ、システムのなかにさまざまな転倒予防の視点を組み込むことが望ましいであろう。

文献

1) Gillespie LD, et al. : Cochrane Database Syst Rev 9 : CD007146, 2012
2) Panel on Prevention of Falls in Older Persons, et al. : J Am Geriatr Soc, 59 : 148-157, 2011
3) McClure R, et al. : Cochrane Database Syst Rev 1 : CD004441, 2005

講義11

Q11-3
大腿骨近位部骨折予防のための地域連携とは？

佐藤　公治
（名古屋第二赤十字病院整形外科・脊椎脊髄外科／NPO名古屋整形外科地域医療連携支援センター）

▶脆弱性骨折予防が重要である

　大腿骨近位部骨折は、骨粗鬆症による脆弱性骨折（脊椎骨折、手関節骨折、上腕骨近位端骨折、大腿骨近位部骨折など）のなかでも、歩行困難となり、著しく生活の質（QOL）の低下に影響する骨折であり、生命予後にも関連する。よって骨粗鬆症による骨折予防、なかでも転倒予防は重要である。また、骨粗鬆症を基礎とする大腿骨近位部骨折を起こした場合、反対側やほかの部位の脆弱性骨折を予防することが重要であるとされ、骨粗鬆症の薬物療法が推奨されている[1]。大腿骨近位部骨折後の反対側の骨折率は受傷後1年以内に5.6％とされる。しかし実際は、急性期病院でのDPC（包括医療費支払い制度）や回復期病院での包括診療報酬体系のため骨粗鬆症の治療は軽視されやすく、さらに治療機関が予防事業に乗り出す時間的な余裕がないのが現状である。

▶名古屋八事地区の地域連携会の取り組み

　「八事整形医療連携会」（事務局は名古屋第二赤十字病院の地域医療連携センター内）は、大腿骨近位部骨折地域連携パスに治療のみならず予防事業を組み込み、「地域でのリエゾンロコモ予防」を提唱している[2]。大腿骨近位部骨折地域連携パスで治療を標準化したのと同様に、予防方法も地域社会で標準化できないかという取り組みである。地域社会で、急性期・回復期から生活期まで多施設多職種で骨粗鬆症予防や転倒予防を行うためのシステムづくりをしている。運動器を扱う全職種向けの年2回の研修会（急性期から回復期病院、そして生活期施設から毎回200名以上が参加）の開催、ロコモチャレンジ啓発用のオリジナルマニュアル本（図1）の作成、お薬手帳ならぬ「八事ロコモ健康手帳」（図2）の作成、年二回の「八事ロコモ健康教室」などの市民公開講座（多職種で講演する）の開催、医療や介護施設へ多職種で出

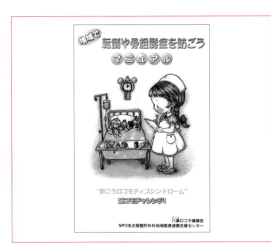

図1　八事ロコモチャレンジ啓発用マニュアル
　　　オリジナルの絵で構成されている。

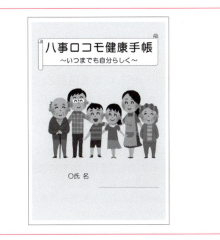

図2　八事ロコモ健康手帳
ロコモ度テスト、フレイル、FRAX®（骨折リスク評価ツール）などの記録などを経時的に記録する。

向きロコモ予防スタッフ向けセミナーの開催、保健所など行政からの総合事業や一般介護予防事業などの委託事業の受託など、多岐にわたる活動を地道に行っている。

八事整形医療連携会では、医師だけでなく、看護師、理学療法士、薬剤師、栄養士、医療ソーシャルワーカー、医療事務など運動器疾患の治療や介護に携わるあらゆる職種が活動に参加している。講義や講演などを交代で役割分担することで、自分たちも新たな知識を学べる機会となっている。また、地域連携会に参加の各施設がノウハウを持ち帰り、各地域社会で少しずつ予防活動を広げている（図3）。予防事業なので成果はこれからであるが、現在各施設でのOLS-7（骨粗鬆症リエゾンサービス簡易評価票）による予防活動評価を開始している。

さらに、これらの活動の受け皿として「NPO法人名古屋整形外科地域医療連携支援センター」を立ち上げた[3]。一つの施設や会社そして行政だけではできない横断的な治療予防事業を地域社会で連携することを調整している。いわゆる地域医療連携推進法人の運動器版である。

課題		診療所からのアプローチ
①地域住民への浸透度	→	当院の転倒予防活動を通して接し得た地域住民（65歳以上約10%、50～64歳約3%）
②セミナーの定期的開催	→	会場の定期的確保
③地域連携の充実	→	行政との連携、急性期病院との地域連携（八事整形医療連携会）

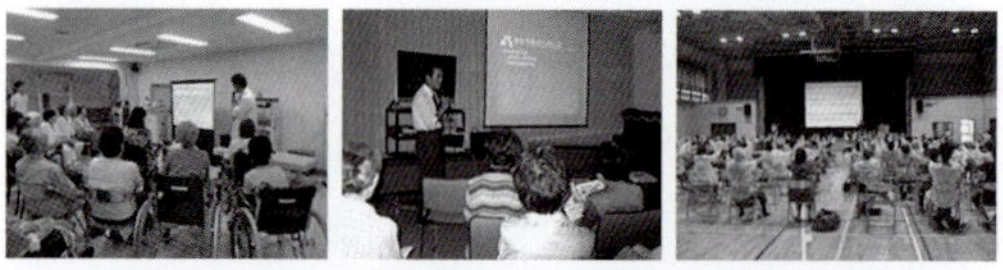

図3　地域連携施設でのロコモ予防活動
陽明寺本クリニックの事例。

骨粗鬆症や転倒の予防指導者の養成を支援

各種の学会や団体が、骨粗鬆症予防・転倒予防に関連した指導者を養成し、地域社会での活動を始めている。日本整形外科学会では「ロコモアドバイスドクター／サポートドクター」を認定し、地域でのロコモ予防を啓発している[4]。NPO法人全国ストップ・ザ・ロコモ協議会では「ロコモコーディネーター」[5]、日本転倒予防学会では「転倒予防指導士」を育成し、地域社会での転倒予防を啓発していく人材を増やしている[6]。日本骨粗鬆症学会では「骨粗鬆症マネージャー制度」を策定し、学会として地域社会の骨粗鬆症リエゾンサービス（OLS）による骨粗鬆症骨折の予防を行っている[7]。NPO法人名古屋整形外科地域医療連携支援センターでは、勉強会や単位の取得のための講演会を開催し、これらの資格取得・継続の支援を行っている。

転倒・骨折予防の地域連携

重要なことは、医療者が自施設内に留まらず、地域社会へ出て多職種で連携し脆弱性骨折予防を啓発していくことである。地域社会での骨折予防、転倒予防、骨粗鬆症予防を多職種で世代を超えて行い、地域包括ケアを実現する。スタッフへの啓発は病院・施設での転倒・転落予防の医療安全にも貢献する。

文献

1）日本整形外科学会, 他 監：大腿骨頚部／転子部骨折診療ガイドライン 改訂第2版. 南江堂, 2011
2）佐藤公治：東海関節 4：25-34, 2012
3）特定非営利活動法人名古屋整形外科地域医療連携支援センター（http://norh.umin.jp）
4）ロコモチャレンジ！推進協議会：ロコモアドバイスドクター／サポートドクター（https://locomo-joa.jp/supporter/）
5）NPO法人全国ストップ・ザ・ロコモ協議会：ロコモコーディネーターについて（http://sloc.or.jp/?page_id=832）
6）日本転倒予防学会：転倒予防指導士（http://www.tentouyobou.jp/instructor.html）
7）日本骨粗鬆症学会：骨粗鬆症マネージャー制度（http://www.josteo.com/ja/liaison/authorization/rule.html）

講義 11

Q11-4
地域社会での二次骨折予防対策は？

山本　智章
（新潟リハビリテーション病院整形外科）

骨粗鬆症を基盤にした高齢者の脆弱性骨折は骨強度の低下が原因となって骨折が連鎖し、高齢者の健康状態を悪化させる疾患であることから、二次骨折の予防は骨粗鬆症診療における最大の課題と考えられている。二次骨折予防は病院から診療所、さらに地域社会へと医療と介護の連携した対応が必要である。

▶わが国での二次骨折予防対策は十分ではない

大腿骨近位部骨折および椎体骨折患者における二次骨折のリスクはそれぞれの部位で高く、骨折の既往自体が二次骨折のもっとも大きなリスク因子となっている。わが国における多施設調査から、大腿骨近位部骨折後の骨折リスクは初回骨折の4倍のリスク増であるが、1年後の薬剤服用状況はわずかに18％であったと報告されている[1]。また大腿骨近位部骨折地域連携パスのアンケート調査においても、骨折後の骨粗鬆症治療の実施施設が急性期病院および回復期病院ともに低迷していることが報告され、海外ではこのような状態を「骨粗鬆症のバミューダトライアングル」と表現している。

▶二次骨折予防の基本対策は2つ

二次骨折予防対策は、①骨折した患者に対する骨粗鬆症の評価と薬剤治療の開始および継続と、②骨折後の転倒リスクの評価と転倒予防の教育である。「骨粗鬆症の予防と治療ガイドライン2015年版」において骨粗鬆症の薬物治療開始基準では大腿骨近位部骨折と椎体骨折がある場合には骨密度にかかわらず治療開始基準に該当し、これらの骨折患者には骨粗鬆症薬剤治療を開始することを可能な限り考慮すべきであるとしている[2]。さらに退院後の維持期に骨粗鬆症治療が継続されることが重要であり、骨折後の維持期担当医療機関や介護サービスとの連携、さらに家族の理解が必要である。

運動療法は転倒予防の観点から骨折の予防効果が期待されているが、特にバランス訓練が転倒リスクを低下させるとされている。具体的な運動指導の内容については腹臥位での背筋運動、片脚立ち訓練、太極拳、複合運動などに効果がみられたとの臨床研究の結果が報告されている[3]。骨折後の高齢者においては運動によるリスクも考慮し、個別性を持った運動メニューが望ましい。

▶骨折リエゾンサービスが二次骨折予防に有効である

二次骨折予防の実現は、高齢化の進む世界各国の医療政策の課題として取り組みがすでに行われてきた。そこに登場したのが骨折リエゾンサービスという概念であり、骨折患者への多職種アプローチによって継続的な二次骨折予防が行われる。英国では骨粗鬆症および脆弱性骨折についての教育を受けた認定看護師が中心になって、骨折患者への骨粗鬆症検査や治療を実施している。退院後はかかりつけ医へ治療継続を引き継ぎ、電話にて追跡を行うことで、高い治療継続率が実現し、二次骨折を予防できたと報告されている。

▶大腿骨近位部骨折患者における二次骨折予防の3ステップ

1. 院内二次骨折予防対策チームの構築

病院内に二次骨折予防を目的にした多職種からなるチームを結成し明確な目的を共有する。活動を具体化するため「再骨折予防手帳」を作製し（図1）、その運用マニュアルに基づいて大腿骨近位

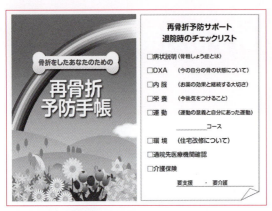

図1　再骨折予防手帳のチェックリスト

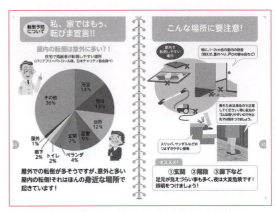

図2　再骨折予防手帳の転倒予防の項目

部骨折患者に対する骨折リエゾンサービスを実施する。

2. 患者評価と教育

大腿骨近位部骨折患者および家族に対して骨粗鬆症と骨折の関係、骨折連鎖のリスク、骨粗鬆症治療の意義と治療方針、リハビリテーションと転倒予防など多職種による包括的なアプローチを行う。そのリーダーになるのが骨粗鬆症リエゾンマネージャーであり、「再骨折予防手帳」を利用して具体的な指導を実現する（図2）。院内のカンファレンスにおいて各専門職は情報共有して連携を図り、退院に向けて調整を行う。

3. 退院後の追跡

退院後は骨粗鬆症リエゾンマネージャーによる電話での追跡が実施される。調査票に基づいて骨粗鬆症治療継続や転倒、骨折の発生のみならず多面的な聞き取りとアドバイスを行う。必要に応じてケアマネージャーやかかりつけ医との連絡を行う。

▶海外での成果とわが国の今後の課題

海外において骨折患者へのリエゾンサービスは二次骨折予防の実現が報告されており、生命予後の改善や医療費抑制効果も期待されている。わが国において骨折リエゾンサービスは地域包括ケアシステムにおける医療と介護の連携の起点にもなり得ることが考えられ、二次骨折予防についての啓発と多職種チームが必要である。英国での取り組みが示すように脆弱性骨折のベストプラクティスの構築と診療報酬への反映が、わが国での今後の課題となる。

文献

1) Hagino H, et al. : Calcif Tissue Int 90 : 14-21, 2012
2) 骨粗鬆症の予防と治療ガイドライン作成委員会 編：骨粗鬆症の予防と治療ガイドライン2015年版. ライフサイエンス出版, 2015
3) Shea B, et al. : Eura Medicophys 40 : 199-209, 2004

講義12 POINT: 環境要因と転倒との関係

安田　彩（日本大学病院リハビリテーション室）／上内　哲男（JCHO東京山手メディカルセンターリハビリテーション部）

- 転倒のきっかけは「Slip（すべる）」「Trip（つまずく）」「Fall（落ちる）」である。評価の基本はこれらの危険を環境から除去することであるが、環境には変えられるものと、変えられないものがある。特に、慣れ親しんだ「わが家」の環境を変えることは容易ではない。実際の環境評価の前に、住人の転倒リスクに対する認識を評価しなければならない。

- 環境評価は、住人自身が住環境の評価をすることで、危険認識が高まり、環境整備の意欲づけになる。環境評価の第一段階は、住人が実施することが望ましい。

- 環境評価のポイントは、「Slip」「Trip」「Fall」が起こる可能性があるかどうかを見極めることである。「Slip」「Trip」は動線上の障害物や濡れた床で起こりやすく、「Fall」は階段や高所の作業で起こりやすい。また、履物と照明も重要である。スリッパやサンダルなどの踵が浮く履物では、足関節をしっかり動かせない。夜間に照明を点けずに歩くことはもちろん、照明器具の不良や照明の位置により影ができる場所も危険である。

- 転倒予防のための住環境整備：「引き算」から始め「足し算」に終わる。まず、評価で問題となった障害物を除去する。次に、手直しが必要な物に手を加え、破損個所を修理する。最後に、照明や手すりなどを取りつける。

- 廊下の環境整備：一時的に置いた荷物、季節用品は除去する。照明のスイッチの位置がわかりづらい場合は、蓄光テープなどを貼り目立たせる。照明が暗い場合は、明るい電球に替える。足元が暗い場合は、常夜灯を設置する。

- 居室の環境整備：床の上の新聞、本、雑誌、衣類などは除去する。ラグやマットは除去することが望ましいが、インテリア上どうしても敷きたい場合は、裏面の四辺にマット固定用テープを貼り、たるみが出ないようにしっかり固定する。照明は明るいものに変更し、できれば日中も点けるようにする。動線上の家具は移動し、コード類は動線以外の場所にまとめる。

- 台所の環境整備：買い物袋などを除去する。脚立は使用しないほうが望ましい。同居家族が使用する場合でも、動線上に脚立を置いたままにしない。キッチンマットは必要度が低いためなるべく除去する。よく使うものは、安定した姿勢で取り出せる場所に置く。水跳ねはこまめに拭き、濡れた状態にしておかない。

- 浴室の環境整備：動線上の洗濯物やゴミ箱類は除去する。バスマットはしっかり固定する。またぎ動作が不安定な場合は縦手すりを設置する。浴室は水はけのために床に傾斜がついており歩行には不安定な場所である。また、洗体後は水に濡れてすべりやすさも加わる。浴室内の移動は細心の注意を払うよう常時、意識することも重要である。

講義12

Q12-1
転倒の環境評価は？

安田　彩（日本大学病院リハビリテーション室）
上内　哲男（JCHO東京山手メディカルセンターリハビリテーション部）

▶ 変えられる環境と変えられない環境がある

転倒のきっかけは「Slip（すべる）」「Trip（つまずく）」「Fall（落ちる）」である。評価の基本はこれらの危険を環境から除去することであるが、環境には変えられるものと、変えられないものがある。屋外の公共施設は、一個人では変えられないが、病院などの医療機関であれば職員の判断で変えることも可能である。特に難しいのは慣れ親しんだ「わが家」の環境を変えることである。内閣府の「平成27年版高齢社会白書」によると、虚弱化したときに望む居住形態は「現在のまま、自宅に留まりたい」が「改築の上、自宅に留まりたい」よりも多い（図）[1]。

都市部か農村部か、持ち家か借家か、独居か二世帯・三世帯同居か、など背景によって考えは変わるが、慣れ親しんだ環境を変えるという決断は、容易にできるものではない。実際の環境評価の前に、住人の転倒リスクに対する認識を評価しなければならない。

▶ 環境評価の第一段階は住人自身が実施することが望ましい

現在、わが国における環境評価は、病院のリハビリテーションスタッフや、ケアマネージャー、地域包括支援センターの相談員が実施することが多い。海外でも作業療法士やその他の医療関係者、教育された調査者による評価が一般的である。しかし、前述したように、住人が評価者となり、自身の住環境を評価することは、危険認識を高め、環境整備の意欲づけにもなる。環境評価の第一段階は、住人が実施することが望ましい。

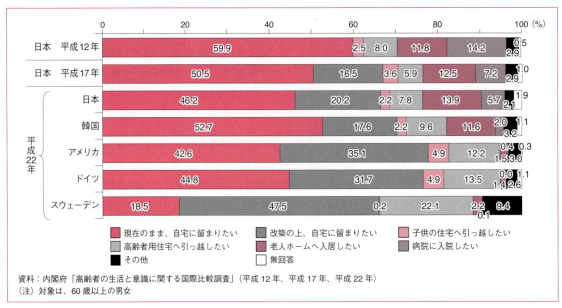

図　虚弱化したときに望む居住形態

（内閣府：平成27年版高齢社会白書．高齢者の居住環境．2015より引用）

▶環境の評価項目

　環境評価のポイントは「Slip」「Trip」「Fall」が、起こる可能性があるかどうかを見極めることである。「Slip」「Trip」は動線上の障害物や濡れた床で起こりやすく、「Fall」は階段や高所の作業で起こりやすい。「Fall」のきっかけである高所の作業は、脚立やいすに乗るという高度なバランス能力を必要とし、上肢を上げた姿勢はバランスを崩しやすく、若年者でも危険な姿勢であり、高齢者は避けるべきである。

　そのほかに、共通して重要なのは、履物と照明である。スリッパやサンダルなどの踵が浮く履物は、足関節をしっかり動かせない。シルクの靴下など、極端に摩擦係数が低い履物も危険である。夜間に照明を点けずに歩くことはもちろん、照明器具の不良や照明の位置により影ができる場所も危険である。場所によって照明の照度に違いが発生するのも避けるべきである。加齢と共に「明順応」「暗順応」は低下するため、高齢者は照度の違いにすぐに眼が反応できないからである。

　また、築年数の長い環境では、構造上の破損がみられる場合もあり、併せてチェックする必要がある。以下に、評価項目の具体例を示す。

1. 門・前庭から玄関
　植木鉢や買い物カート、靴などの障害物はないか、草木で隠れていないか、照明は十分確保されているか、破損個所、段差はないか、など。

2. 玄関内
　履かない靴が散乱していないか、照明は暗くないか、上りかまちは高くないか、靴の脱ぎ履きの際、腰かけるところはあるか、室内履きは何を使用しているか、など。

3. 廊下
　障害物が積まれていないか、照明は暗くないか、照明のスイッチがすぐに探せる場所にあるか、手すりは適切な位置についているか、など。

4. 居室
　床の上に新聞、雑誌、眼鏡や筆記用具などが置かれていないか、ラグやマットが浮いてないか、家具やコードが邪魔になっていないか、照明は暗くないか、動線上に家具で影ができていないか、など。

5. 台所
　動線上を買い置きの食材が塞いでいないか、キッチンマットがずれていないか、水跳ねで濡れていないか、よく使うものを高い場所に置いていないか、不安定な脚立などを使用していないか、など。

6. 浴室
　脱衣所のバスマットが浮いていないか、洗濯かごやドライヤーなどが動線上に置かれていないか、洗い場も手桶やいすが動線を塞いでいないか、浴槽をまたぐ際、不安定な姿勢になっていないか、など。

7. 寝室
　寝具周囲に本、雑誌、衣類などが散らかっていないか、ラグやマットなどが浮いていないか、寝具から照明のスイッチ・リモコンなどはすぐに手が届く場所にあるか、など。

8. 階段・段差
　階段や敷居の段差は床材と同系色でみえづらくないか、階段にすべり止めは設置してあるか、など。

文献
1) 内閣府：平成27年版高齢社会白書. 高齢者の居住環境. 2015（http://www8.cao.go.jp/kourei/whitepaper/w-2015/zenbun/pdf/1s2s_6_2.pdf）

講義 12

Q12-2
転倒予防のための住環境整備とは？

安田　彩（日本大学病院リハビリテーション室）
上内　哲男（JCHO東京山手メディカルセンターリハビリテーション部）

▶住環境整備は除去、修理、取りつけの順に

　転倒予防のための住環境整備は、「引き算」から始め「足し算」に終わる。第一に、評価で問題となった障害物を除去する。次に、手直しが必要な物に手を加え破損個所を修理する。最後に、照明や手すりなどを取りつける。この順番を間違えると、かえって転倒を惹起させる可能性もあるので注意する。
　以下に、それぞれの場面ごとのポイントを紹介する。

1. 門・前庭から玄関
①動線上の植木鉢、じょうろ、ホースなどを除去する。
②伸び放題の草木を手入れする。足元を覆う雑草などは抜く。通路のタイルなどが破損していれば修理する。
③薄暗い場合は、照明を造設する。

2. 玄関内
①段ボール、ゴミ袋などを除去する。
②靴を片づける。必要であればルームシューズを用意する。靴下のみの場合は摩擦係数が高くすべりにくいものを使用し、スリッパであれば、サイズが合ったものを使用する。
③上りかまちが高い場合は手すりや踏み台の設置を検討する。靴の脱ぎ履きが座ってできるように腰かけなどを置く。

3. 廊下
①一時的に置いた荷物、季節用品は除去する。
②照明のスイッチの位置がわかりづらい場合は、蓄光テープなどを貼り（図1）はっきりさせる。照明が暗い場合は、明るい電球に替える。
③足元が暗い場合は、常夜灯を設置する（図2）。常夜灯は、コンセントに差し込むだけでよい簡易に取りつけできる物もあるので、それらを利用してもよい。

4. 居室
①床の上の新聞、本、雑誌、衣類などは除去する。
②ラグやマットは除去することが望ましいが、インテリア上どうしても敷きたい場合は、裏面の四辺をマット固定用テープで貼り、たるみが出ないようにしっかり固定する（図3）。ずれ防止シートは縁がめくりあがる場合があり、お勧めできない。照明は明るいものに変更し、できれ

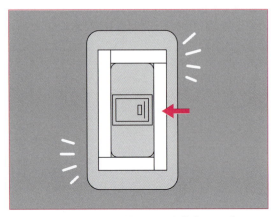

図1　スイッチに取りつけた蓄光テープ

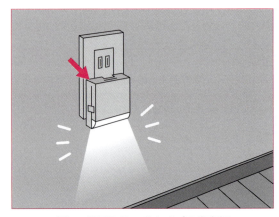

図2　簡易取りつけタイプの常夜灯

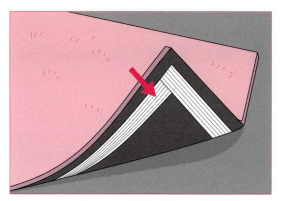

図3　マット固定用テープ

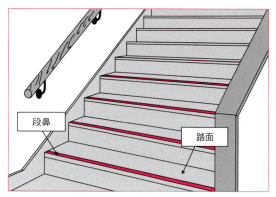

図4　色テープによる段鼻と踏面の区別

ば日中も点けるようにする。動線上の家具は移動し、コード類は動線以外の場所にまとめる。
③床が凹んでいる場合は、修繕を依頼する。

5. 台所
①買い物袋などは除去する。脚立は使用しないのが望ましい。同居家族が使用する場合でも、動線上に脚立を置いたままにしない。
②キッチンマットは必要度が低いためなるべく除去する。キッチンマットをどうしても敷きたい場合はしっかりと固定する。
③よく使うものは、安定した姿勢で取り出せる場所に置く。水跳ねはこまめに拭き、濡れた状態にしておかない。

6. 浴室
①動線上の洗濯物やゴミ箱類は除去する。
②バスマットはしっかり固定する。
③またぎ動作が不安定な場合は縦手すりを設置する。浴室は水はけのために床に傾斜がついており歩行には不安定な場所である。また、洗体後は水に濡れ、すべりやすさも加わる。浴室内の移動は細心の注意を払うよう常時、意識することも重要である。

7. 寝室
①障害物やラグ、マットは除去する。
②敷きたい場合はしっかり固定する。寝具の側に照明がなければリモートコントローラーを置き、夜間のトイレの際はすぐに点けられるようにする。暗闇のなかで歩行しない習慣をつける。

8. 階段・段差
①物置代わりに置いている物、一時的に置いている物などを除去する。
②階段であれば、段鼻部分に色の違いがわかる色テープ（図4）やノンスリップ（すべり止め）、敷居であれば縁の色を塗り替えるか、色テープを貼り、床材との区別をはっきりさせる。階段の踏面に置くシートタイプのものは、かえってすべる原因になるためお勧めできない。照明が暗い場合は明るい電球に替える。
③手すりをつける

講義13 POINT : 転倒予防グッズ

山本　創太（芝浦工業大学工学部機械機能工学科）

▶ **転倒のリスクや、転倒による傷害の程度を低減する器具、機器**を総称して転倒予防グッズという。健康寿命を延ばすうえで、転倒および転倒による傷害を予防することは大変重要になる。その人の身体機能、生活環境にマッチした転倒予防グッズを選ぶことで、転倒リスク、傷害リスクを下げることができる。

▶ 転倒を事故と捉えると、その対策は時系列的に次の3段階で考えることができる。
　①1次安全（予防）：転倒自体が発生しにくい状態、環境をつくる。または転倒の危険性があることを事前に予測し、注意喚起する。
　②2次安全（保護）：転倒が不可避となったとき、または転倒したときの被害を最小限にする。
　③3次安全（事後対応）：転倒が発生した後に可及的速やかな対応を可能にする。
　どれほどしっかりと1次安全対策をしても、すべての転倒事故を防ぐことはできない。2次安全は1次安全の、3次安全は2次安全のフェイルセーフ（安全装置）として機能する。3段階のすべてにおいて安全対策が整備されていることが理想である。適切な安全対策とは、適切な転倒予防グッズを選び、活用することに他ならない。

▶ 万全の転倒対策を目指すことでかえって生活を窮屈にしては本末転倒である。極端な例であるが、「立ち居を自由にさせると転倒・転落のリスクがあるから拘束しよう」という対策では生活の質（QOL）は向上しない。転倒予防グッズ選びでは、使用者本人のQOLを高めるという観点が重要である。

▶ 具体的な転倒予防グッズ選びにあたっては5W1Hを考える。「誰が（who）」は使用者本人である。**使用者の生活習慣、好み**によって優先されるべき対策を検討する必要がある。生活スタイルに合わないグッズ、使用者が使う気にならないグッズは、購入しても利用されないので対策として意味をなさない。使用者本人の目線が必要である。「いつ（when）」「どこで（where）」は、使用者の生活において**転倒のリスクが高い状況**である。住居、施設などの長時間過ごす環境、毎日欠かさず行っている活動などにみつけられる。逆に生活における出現頻度が比較的少なくても危険性の高い状況、たとえば降雨中や夜間の外出、年に数回の登山やスポーツなども考えられる。これには使用者本人の主観よりも、客観的な視点での観察が有効である。「なぜ（why）」は、**転倒発生の直接的要因**である。たとえば「濡れた床面を歩行する」ような高リスクの状況で、「すべり」という要因が作用すると転倒が発生する。「すべり」を転倒予防グッズで排除できれば、転倒は生じない。このような検討にはある程度の専門知識や分析能力が必要とされる場合もある。「どのように（how）」は、高リスクの状況や転倒発生の要因を排除する方法である。転倒予防グッズの開発者は、工学的知識に基づきグッズを設計している。**グッズの作用メカニズムと効果を正しく理解する**ことは、グッズの適正かつもっとも効果的な使用につながる。以上の観点で検討することで、「なにを（what）」選ぶべきかを判断できる。

講義13

Q13-1
転倒予防グッズの工学は？

山本　創太
（芝浦工業大学工学部機械機能工学科）

　転倒予防グッズには、転倒のリスクや転倒による傷害の被害を低減する機能がある。また、転倒や転倒傷害の発生を予測したり、情報発信をするグッズもある。転倒予防グッズによって転倒事故をゼロにすることはできないが、その頻度を下げ、傷害の程度を軽減することができる。1次安全対策として転倒自体を予防するグッズを利用しても転倒を防げなかった場合、2次安全対策としての保護グッズが傷害の程度を最小限に留める。さらに見守りセンサーや通報システムなどの3次安全対策によって適切かつ迅速な事後対応を促し、速やかな回復と次の転倒への対策に結びつけられる。このように事故の時系列に則った多重対策を講じることで、効果的な転倒予防が実現される。

　しかし、転倒予防グッズの効果は必ずしも足し算となるものではない。また、使用者の生活や好みに合わないと、グッズの使用頻度、使用率が低下する。グッズ自体の性能が高くても、使用されなければ転倒予防効果はゼロである。使用方法が正しくないときも、十分な転倒予防効果が得られない。講義13 POINTで挙げた使用者の5W1Hを考えながら、1～3次までの各段階の安全対策を実現する転倒予防グッズを選定する必要がある。

▶転倒予防グッズの性能と信頼性

　多くの場合、転倒予防グッズの効果は工学的実験により客観的に評価されている。このような実験結果は製品のカタログ、詳細パンフレット、webサイトで示されている。

　グッズの信頼性は性能評価データから判断できる。適切な試験が実施され、公表データが詳細かつ適正に処理されているものほど信頼性が高い。グッズ開発の根拠論文がある場合、学術論文や学会発表論文は発表されるまでに複数の専門家の審査を受けているため、学術的な客観性が保証されていると判断できる。根拠論文が示されていることは、効果と信頼性の有力な判断基準となる。

　また、グッズの信頼性を判断する根拠として、各種規格や制度がある。日本転倒予防学会では転倒予防推奨品事業を展開しており、審査基準に適合した転倒予防グッズを「日本転倒予防学会推奨品」と認定している。推奨品認定の審査には複数分野の専門家があたっており、多視点からの厳正な審査が行われている。認定されたグッズには推奨品マークが表示されており、信頼性判断の基準として利用できる。

　その他、工業製品の安全性を定義した規格に、ISO（国際標準化機構）、JIS（日本工業規格）、SGマーク（一般社団法人製品安全協会）などがあるが、必ずしも転倒予防に対する有効性を判断しているとは限らないので、グッズが何の安全規格を満たしているのかを適正に判断する必要がある。ヒッププロテクターなど一部の転倒予防グッズについては、転倒予防の観点から独自の業界基準を模索する動きもある。

▶1次安全対策

　転倒を予防するためには、転倒リスクを予測し、リスクを下げ、転倒の直接的要因を排除する機能が必要である。それぞれの機能を持つグッズをいくつか例を挙げて説明する。

　運動機能測定とそれに基づく転倒リスク予測の機能を持つ機器として、「転倒危険度評価システムStep+」（株式会社日本シューター）がある（図a）。転倒リスクの客観的評価は、使用者、家族、施設・病院スタッフにとって正しい現状把握をもたらすものであり、転倒予防の基礎となる。

　転倒リスクを下げるためには、使用者の運動機

Q13-1 転倒予防グッズの工学は?

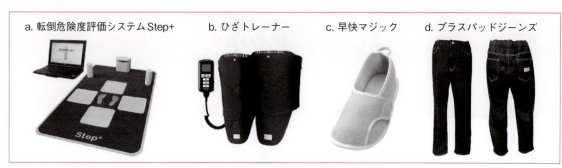

図　転倒予防グッズ

能を維持することが肝要である。膝まわりの筋肉を効果的かつ安全に鍛える「ひざトレーナー」(パナソニック株式会社：図b) や、屋内で簡便に運動できる環境を提供する「ロコモマット」(株式会社イノアックコーポレーション) は、下肢筋力維持による転倒予防を図るものである。その他、「リソース® ペムパルアクティブ®」(ネスレ日本株式会社) のように運動機能維持を目的とした栄養補助食品もある。

転倒の直接的要因の排除は、日常よく使用するものに転倒予防の機能性を付加することで実現される。院内シューズには転倒予防効果を謳うものがいくつかある (「早快マジック」徳武産業株式会社：図cなど)。「テルモ転倒予防くつ下　アップウォーク®」(テルモ株式会社) は、靴下で足関節や足指の動きをサポートすることより、歩容改善支援を行う。また、大人用紙おむつ「リリーフシリーズ」(花王株式会社) は脱着性の向上により履き替え時の姿勢を安定させ、転倒予防の機能性を持たせている。

転倒予防シューズは想定する使用者や使用環境により設計指針が異なるので、さまざまな形状、材質がある。シューズ選びにおいては使用者の運動機能や歩容、使用環境をよく把握し、不足する点をサポートする機能を持ったシューズを選ぶ必要がある。実際に試着し、使用者本人の装着感と歩容の改善具合、また、可能であれば使用する環境でのすべりや引っかかりを確認すべきである。

▶2次安全対策

典型的な転倒による傷害は大腿骨近位部骨折である。これに対する対策としてはヒッププロテクターが挙げられる。ヒッププロテクターはパンツに装着されたパッドにより転倒時の衝撃を和らげるものである。「テルモヒッププロテクター　マモリーナ®」(テルモ株式会社) や「カネカヒッププロテクター」(株式会社カネカ) をはじめ、いくつかの製品がある。最近では、下着ではなくジーンズにパッドを装着した「プラスパッドジーンズ」(株式会社エナジーフロント) も登場した (図d)。

また、頭部傷害の被害軽減を目的とした衝撃吸収効果を持つ帽子「アボネット®シリーズ」(株式会社特殊衣料) が開発されており、日常生活においても違和感なく使用できるものもある。

転倒・転落の衝撃を和らげる機能を持つ床材「衝撃吸収フロア　ネクシオ」(株式会社ノダ) や、ベッドサイドに敷設する衝撃吸収マットによる2次安全は、大腿骨近位部骨折、頭部傷害をはじめ広く衝撃による外傷への対策といえる。

これらの2次安全のための転倒予防グッズの多くは工学的に優秀な性能を持っているが、爆発的に普及しているとはいえない。転倒予防グッズによる2次安全効果がさらに広く周知され、安全と安心に見合ったものであることが理解される必要がある。

▶3次安全対策

典型的なものは転倒・転落を検知するセンサーと通報システムである。施設、病棟では広く使われているが、一般家庭向けにはまだ十分なサービスは整備、展開されていない。

講義13

Q13-2
ヒッププロテクターの効果と限界は？

原田　敦
（国立研究開発法人国立長寿医療研究センター）

▶ヒッププロテクターは大腿骨近位部骨折を減らす有効な方法

ヒッププロテクターの目的は、転倒しても大腿骨近位部に加わる外力を減らして、大腿骨近位部骨折（以下、本骨折）の発生を抑えることにある。

高齢になるほど発生率が上昇する転倒による骨折の典型が本骨折である[1]。高い転倒リスクを有し、転倒で本骨折を起こす可能性がある高齢者に対し、運動訓練など転倒関連因子への介入が本骨折リスクを低減させたと証明した研究は未だにない[2]。

一方、ヒッププロテクターは、パッドなどを専用下着の大転子部ポケットに入れて外力から大腿骨近位部を防御するというものである。これによる本骨折予防のエビデンスは、わが国[3,4]でも発表されており、転倒関連因子介入で本骨折予防のエビデンスがあるのはこの方法だけである。

▶住環境によりヒッププロテクターの効果が異なる

この効果を検証するための臨床試験は、1993年の北欧[5]に始まって、17の試験が発表された。最新のシステマティックレビュー[6]が示すように、その有効性の最大の特徴は、対象者の住む場所の特性によってその効果に明らかな差があることである。

1. 介護施設入居者における効果（表1）

介護施設入居者では、ヒッププロテクター使用で本骨折発生のリスクが減っている[6]。該当する試験は1993年から14試験あり、11,808名が参加した。ヒッププロテクターの本骨折発生相対リスクは0.82（95％信頼区間[CI] 0.67～1.00）で、介護施設入居者に適応すれば、本骨折を全体として20％減少することが示され、質的に中等度のエビデンスを持つ[6]。施設入居者にヒッププロテクターが提供された場合、11人/1,000人の割合で本骨折が減少し、異質性解析でも重要なものはなかった[6]。

2. 地域在住高齢者における効果（表2）

地域在住高齢者を対象に行われた5試験では、5,614名が参加した。ヒッププロテクターの本骨折発生相対リスクは1.15（95％CI 0.84～1.58）で、地域在住高齢者では、ヒッププロテクターの本骨折発生への効果は小さいか無効という質的に低度のエビデンスが示された[6]。

3. 転倒や他部位の骨折への効果

16試験が11,275名の転倒頻度を報告しており、ヒッププロテクターの転倒発生相対リスクは1.02（95％CI 0.90～1.16）と有意でなかった[6]。また、9試験のデータから骨盤骨折発生相対リスクは1.27（95％CI 0.78～2.08）と有意でなかった。さらに、6試験の骨盤以外の骨折発生相対リスクは0.87（95％CI 0.71～1.07）でこれも有意でなかった[6]。

4. ヒッププロテクターの受け入れとコンプライアンス

受け入れと使用継続については、特別な努力を払った臨床試験もあるが、いずれも効果は低いままであった。わが国の介護施設入居者における報告では70％[3]と80％[4]と比較的良好であるが、欧米の地域在住高齢者試験では全体で34％という報告がある。特に長期間の使用に及ぶと不良であった。

▶ヒッププロテクターの製品について

上記臨床試験で使用された製品は初期の限られたもので、現在販売されていないものも多い。その後の新規販売の製品には、大規模臨床試験で検証されたものはないが、標準的力学試験による評

Q13-2 ヒッププロテクターの効果と限界は？

表1　ヒッププロテクターの介護施設入居者における大腿骨近位部骨折リスクを減らす効果

発表者と年代	無作為化法	大腿骨近位部骨折数	ヒッププロテクター使用者数	大腿骨近位部骨折者数	ヒッププロテクター非使用者数	相対リスク	95%CI
Jantti 1996	個別無作為化	1	36	5	36	0.2	0.02〜1.81
Chan 2000	個別無作為化	3	40	6	31	0.39	0.11〜1.41
Cameron 2001	個別無作為化	8	86	7	88	1.17	0.44〜3.1
Hubacher 2001	個別無作為化	7	384	2	164	1.49	0.31〜7.14
van Schoor 2003	個別無作為化	18	276	20	285	0.93	0.5〜1.72
Lauritzen 1993	クラスター無作為化	8	247	31	418	0.44	0.16〜1.21
Ekman 1997	クラスター無作為化	4	302	17	442	0.34	0.02〜5.19
Kannus 2000	クラスター無作為化	13	653	67	1,148	0.34	0.16〜0.71
Harada 2001	クラスター無作為化	1	88	8	76	0.11	0.01〜1.89
Meyer 2003	クラスター無作為化	21	459	42	483	0.57	0.31〜1.07
O'Halloran 2004	クラスター無作為化	85	1,366	163	2,751	1.05	0.58〜0.97
Kiel 2007	クラスター無作為化	21	676	17	676	1.24	0.65〜2.35
Koike 2009	クラスター無作為化	19	345	39	327	0.56	0.31〜1.03
Cameron 2011	クラスター無作為化	4	139	1	96	2.76	0.19〜40.53
総計		213	4,942	425	6,866	0.82	0.67〜1.00

(Santesso N, et al.: Cochrane Database Syst Rev 3: CD001255, 2014 より引用して改変)

表2　ヒッププロテクターの地域在住高齢者における大腿骨近位部骨折リスクを減らす効果

発表者と年代	無作為化法	大腿骨近位部骨折数	ヒッププロテクター使用者数	大腿骨近位部骨折者数	ヒッププロテクター非使用者数	相対リスク	95%CI
Cameron 2003	個別無作為化	21	302	22	298	0.94	0.53〜1.67
Birks 2003	個別無作為化	6	182	2	184	3.03	0.62〜14.82
Birks 2004	個別無作為化	39	1,388	66	2,781	1.18	0.8〜1.75
Cameron 2011a	個別無作為化	4	205	0	103	5.02	0.02〜1443.84
Cameron 2011b	個別無作為化	1	118	0	53	1.12	0.03〜43.93
総計		71	2,195	90	3,419	1.15	0.84〜1.58

(Santesso N, et al.: Cochrane Database Syst Rev 3: CD001255, 2014 より引用して改変)

価にて外傷の軽減能が推定可能となっている。

▶ヒッププロテクターの特長を活かして対象の特性を踏まえた活用法を

　ヒッププロテクターの最大の利点は即効性である。本骨折に有効な骨粗鬆症薬も効果発揮までに1年ほどかかり、筋力バランスに対する転倒予防訓練なども、始めてすぐに転倒が減る訳ではない。その点、ヒッププロテクターは着けた瞬間から有効となるので、入院したばかりでいつ転んでも不思議でないような場合には、特に有用である。本骨折減少率は20％前後、地域在住高齢者には無効、長期使用に難点があるなどの限界を踏まえて、活用するべきである。

文献

1) 日本整形外科学会/日本骨折治療学会 監：大腿骨頚部/転子部骨折診療ガイドライン 改訂第2版. 南江堂, pp20-21, 2011
2) 原田　敦：転倒・骨折予防の動向. 武藤芳照, 他 編：転倒予防白書2016. 日本医事新報社, pp93-98, 2016
3) Harada A, et al.: Osteoporos Int 12: 215-221, 2001
4) Koike T, et al.: Osteoporos Int 20: 1613-1620, 2009
5) Lauritzen JB, et al.: Lancet 341: 11-13, 1993
6) Santesso N, et al.: Cochrane Database Syst Rev 3: CD001255, 2014

講義14 POINT 転倒予防体操

北湯口 純（雲南市立身体教育医学研究所うんなん）

- ▶「転倒予防体操」とは、転倒予防を図るための、心身機能の維持・向上をねらいとする、**合理的・科学的エビデンスに基づく身体運動**である。

- ▶高齢者の運動指導では、転倒予防に効果的な運動要素を含み、集団実施の安全性にも配慮した、楽しさや面白さのある非日常的な身体運動としての「**運動あそび**」も有用である。

- ▶転倒予防体操の構成に際しては、転倒予防のエビデンスとして、集団・個別を問わず、**複合的な運動要素**を取り入れることが効果的である点を十分に考慮すべきである。

- ▶**太極拳**が高齢者の転倒予防に有効である理由として、その動作にバランス機能を改善する「バランス訓練」としての要素が多分に含まれる点が挙げられる。実際の姿勢や動作としては、「中腰姿勢の維持」「各方向へのゆっくりとした重心移動」「長い片足支持時間」「なめらかな方向転換」「動作と視線の協調」などの全身的な協調運動が、総合的にバランス能力の向上に寄与すると考えられる。

- ▶近年、**二重（複数）課題条件下**での運動介入（例：歩行運動＋認知課題）による転倒予防効果の研究が注目されており、二重課題運動を導入した転倒予防効果も報告されている。高齢者の転倒予防体操として、二重課題運動の要素を取り入れた運動は有効である可能性が高い。

- ▶高齢者の運動指導では、「**信頼性**（安全性や効果が高い）」「**継続性**（無理なく、楽しく持続可能）」「**個別性**（高齢者の心身機能の個人差への配慮）」「**日常性**（普段の活動性向上に役立つ）」「**非日常性**（一人ではできない）」「**自主性**（主体的に実践できる）」といった要素を考慮する必要がある。

- ▶転倒予防体操の動機づけからその実行、そして定着へと行動変容を促すためには、安全かつ効果的であることは当然ながら、**無理なく楽しく継続できる体操（運動）**の提供を心がけることも重要である。

- ▶高齢者に対する運動の動機づけにおいて、運動の「気持ちよさ」や「楽しさ」などを味わえるような体験は特に重要と考えられる。そのための工夫としてゲーム性を持たせたり、音楽を用いたりするなど高齢者の**趣向に合わせた工夫**は有効な手段といえる。

講義14

Q14-1
太極拳を用いたリズム体操の特徴と効果は？

北湯口　純（雲南市立身体教育医学研究所うんなん）
上岡　洋晴（東京農業大学大学院農学研究科環境共生学専攻）

　太極拳は中国に古来から伝わる伝統武術の一つである。近年では、鍛錬を要する武術的側面より、健康法・健康体操としての側面が広く知られており、わが国でも愛好者は多い。これまで太極拳の健康効果を検証する研究が数多く行われ、高齢者の転倒予防にも有効であることが複数の論文で示されている（Q3-5参照）。

　高齢者の転倒予防を目的として太極拳を取り入れる際、熟練者や指導者からの指導助言を受けられない場合は、音楽入り動画や解説入り教材が市販されている「簡化二十四式太極拳」を用いたり、音楽に合わせて動くリズム体操のなかに太極拳様の動作を取り入れたりするなどの工夫も可能である[1]。

　ここでは、高齢者の転倒予防を目的とする太極拳の特徴と効果について概説し、太極拳様の動作を取り入れたリズム体操を構成する際のポイントを紹介する。

▶バランス訓練としての太極拳は転倒予防に有効

　転倒予防の運動介入では「バランス訓練」の要素を含めることが重要である。効果的なバランス訓練の特徴として、①体重負荷が十分にかかる（立位での）持久運動であること、②身体、頭部の水平方向（前後左右）へのすばやい運動を含み、身体の各部位と眼球運動の相互作用があること（早歩き、前後左右へのステップなど）、③垂直方向（上下）への振幅運動を含み、大腿と股関節周辺の筋群が働くこと（いすからの立ち上がりやしゃがみこみ、膝の屈伸など）、の3点が重要とされる（図1）[2]。高齢者の転倒予防を目的とする太極拳には、②の「すばやい運動」という点を除き、バランス訓練に必要なすべての特徴が含まれている。

▶太極拳の動作の特徴

　太極拳の姿勢や動作は、中腰姿勢の維持、各方向へのゆっくりとした重心移動、長い片足支持時間、なめらかな方向転換、動作と視線の協調、自己の運動イメージの意識化など（図2）、全身的な

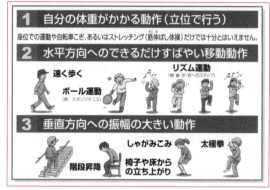

図1　効果的なバランス訓練の3要素

Whipple, 1997を身体教育医学研究所が一部改変して作成した。（身体教育医学研究所：楽しい運動あそびで転倒予防！日本財団助成事業パンフレット．2003より）

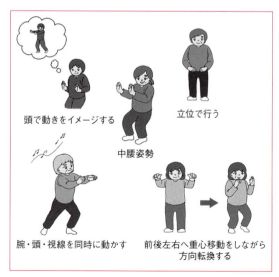

図2　太極拳の動作の特徴
（イラスト：錦織菜々子）

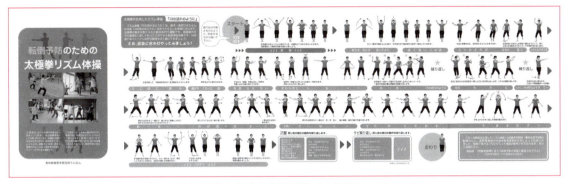

図3　転倒予防のための太極拳リズム体操リーフレット
（身体教育医学研究所うんなん：転倒予防のための太極拳リズム体操．2008 より）

協調運動が必要となることから、それらが総合的にバランス能力の向上に寄与すると考えられる。

具体的には、下肢関節（足首、膝、股関節）の屈曲位を保ちながら体重負荷のかかった状態で動作を行うため、垂直方向への振幅運動や水平方向への体重移動に際してその屈曲や伸展が繰り返されることで体重負荷が筋力運動となり、さらに可動域の維持あるいは向上にもつながると考えられる。また、動きを伴いながらの片足支持に加え、片方の足からもう一方の足へのゆっくりとした重心移動も伴うことから、連続的な姿勢制御に必要となる筋力やバランス能力などの協調性の向上（感覚器からの入力を受けて正確な運動として出力する協調訓練）につながると考えられる。

▶太極拳を用いたリズム体操を構成する際のポイント

以上の要素をもとにリズム体操を構成する際は、ゆっくりと動きがとぎれないよう自然な流れをつくることが大切である。具体的には、膝の屈伸による上下の振幅運動、足を前後左右へゆっくりと踏み出しながらの水平方向への重心移動/方向転換、両脚でバランスを保った状態から体重配分を片足側に大きく移すような重心移動運動、などの動作を組み合わせる。実施の際には、このような動作の特徴を踏まえた助言（力を抜く、ゆっくりと止まらずに、など）も重要である。

また、動作の特徴に合わせた音楽を用いながら実施することが望ましい。太極拳に限らず、高齢者に対する運動の動機づけにおいて特に運動の気持ちよさや楽しさを味わえるような体験が重要であると考えられ、音楽は有効な手段の一つといえる。具体的には、ゆっくりとした動作を促すような、ゆるやかで流れの途切れないものが適しており、中国の古典音楽はもとより、日本の代表的歌謡曲といった高齢者層になじみのある音楽を用いるのもよい。

太極拳を用いたリズム体操の活用事例として、長野県東御市、島根県雲南市では、市内のケーブルテレビでの放送やリーフレット（図3）[3]を活用して、太極拳様の動作を取り入れて構成した高齢者の転倒予防のためのリズム体操の普及を図っている。

文献
1) 髙橋美絵, 他：身体教医研 5：59-66, 2004
2) 身体教育医学研究所：楽しい運動あそびで転倒予防！日本財団助成事業パンフレット．2003
3) 身体教育医学研究所うんなん：転倒予防のための太極拳リズム体操．2008

講義14

Q14-2
二重課題を活用した転倒予防体操とは？

山田　実
（筑波大学人間系）

▶二重課題処理能力と筋力の低下が高齢者の転倒の特性

　高齢者の約30％が1年間に1回以上転倒するとされ、なかでも身体機能レベルが低下した高齢者において転倒発生率は著しく高まる。しかし、たとえばロバスト（剛健）な高齢者であっても年間の転倒発生率は15〜20％と、決して軽視できる数値ではない。そして、高齢者の転倒要因は身体機能レベルによって大きく異なり、ロバスト高齢者では二重課題処理能力低下が、フレイル高齢者（サルコペニアを含む）では筋力低下が主である。

▶高齢者の特性に合わせた転倒予防トレーニング

　転倒予防を目指す場合の介入としては、各々の機能レベルに応じたトレーニングプログラムが必要である。ロバスト高齢者に対して、二重課題条件下でのトレーニングを実施した介入研究では二重課題処理能力の向上、複雑な課題条件下でのトレーニングを実施した介入研究では転倒予防効果がそれぞれ認められたと報告されている。一方、フレイル高齢者に対しては筋力強化を目的としたレジスタンストレーニングが種々の臨床試験によって転倒予防への有用性が示されている。フレイル高齢者に対して、二重課題条件下でのトレーニングがまったく効果的でないわけではないが、優先順位や効率性を考慮すれば、フレイル高齢者にはレジスタンストレーニングを中心としたトレーニングを実施すべきである。

▶二重課題トレーニング例

　二重課題トレーニング実施の際に重要な点は、主課題（たとえばステップ運動などの運動課題）と副課題（たとえば語想起などの認知課題）の両者ともに最大努力下で実施するということである。たとえば、語想起を行いながらできるだけ速く足踏みを行うという課題を遂行する場合、語想起が疎かになり足踏みだけ懸命に実施したり、足が止まった状態で語想起ばかりがんばってしまうといった光景を目にする。このような状態では、いずれか一方の課題のみを実施しているのに等しく、二重課題処理能力の向上には寄与しない。重要なのは、どちらも最大努力下で実施することであり、トレーニングプログラムの設定にあたってはこの要素を失念してはならない。ここでは、二重課題処理能力向上に焦点を当てたステッピング運動、バランス運動、協調性運動について紹介する。

1. 座位での高速ステッピング運動 (図1)

方　法：いす座位にて、5秒間できるだけ速く足踏みをしながら、できるだけ多く語想起を行う。5〜10セット実施する。

利　点：集団に対しても安全に実施することが可能で、自宅で一人でも実施可能である。

注意点：足踏みと語想起の両課題ともに最大努力下で実施する。

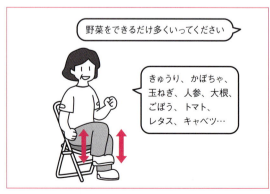

図1　座位での高速ステッピング運動

2. 座位/立位での律動的ステッピング運動（図2）

方　法：足下に20cm四方の枠をイメージし（実際には不要）、四隅にステップを踏む。この際、一定のリズムで、①右足で右前方、②左足で左前方、③右足で右後方、④左足で左後方というように左右交互にステップを踏み、①の右足着地のタイミングで語想起を行う。身体機能レベルや環境に応じて、座位および立位で行う。1〜3分間実施する（語想起課題は15〜30秒ごとに変更する）。

利　点：集団に対しても安全に実施することが可能で、自宅で一人でも実施可能である。

注意点：必ず決められたタイミング（①の着地時など）で語想起を行い、任意なタイミングで語想起を許可しないよう注意する。

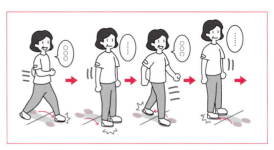

図2　立位での律動的ステッピング運動

3. 座位/立位で体部位タッチステッピング運動（図3）

方　法：身体部位に番号を定義し、一定のリズムで足踏みしながら、指示者より指示された番号の身体部位をタッチする。たとえば、右肩は①、左肩は②、右腰は③、左腰は④として、指示者は"①-③"、"②-④"のように2カ所連続で指示を出し、指示された順序通りに身体部位をタッチする。身体機能レベルや環境に応じて、座位および立位で行う。1〜3分間実施する。

利　点：番号の定義を変更することや、定義された体部位を増やすこと（たとえば、右肘は⑤、左肘は⑥など）で難易度調整を行うことができる。

注意点：対象者の身体機能、認知機能レベルに応じて難易度を設定する必要があり、不適当な難易度であると効果が減弱する。

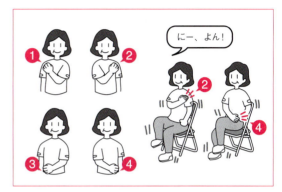

図3　座位での体部位タッチステッピング運動

4. 立位での指示反応ステッピング運動（図4）

方　法：足下に50cm四方のマスが十字型に5つ配列してあるとイメージし行う（実際には不要）。中央のマスが開始位置であり、一定のリズムで足踏みしながら、指示者

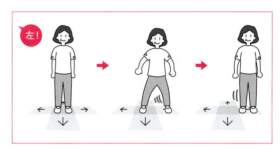

図4　立位での指示反応ステッピング運動

が出す「前・後・左・右」の指示に従って、指示された方向のマスへ移動し、再び中央のマスに戻ってくる。この際、ステップのリズムは一定に保つように注意する。1〜3分間実施する。

利　点：マスの定義を「前→赤、右→青…」、「前→車、右→電車…」などに置換したり、指示された言葉と逆方向にステップするなど、難易度調整が可能である。

注意点：対象者の身体機能、認知機能レベルに応じて難易度を設定する必要があり、不適当な難易度であると効果が減弱する。

講義15 POINT フレイルと転倒

山田　実（筑波大学人間系）

- **フレイル**とは加齢に伴って生理的予備能が減少し、種々のストレスに対する脆弱性が亢進した状態である。

- フレイルには、**身体的**、**心理・精神的**、**社会的**といった要素が含まれる。身体的フレイルはロコモティブシンドロームやサルコペニアと、心理・精神的フレイルは老年性うつ症状や軽度認知機能障害（MCI）と、そして社会的フレイルは閉じこもりといった老年症候群とのかかわりが深い。つまり、フレイルとは、高齢者の加齢変化を包括的に捉えた概念である。

- フレイルは、健常と要介護の**中間的**な状態と位置づけられており、近い将来要介護状態へ移行するリスクが高い一方、適切な介入によって健常な状態へと改善することが可能と考えられている。

- フレイルは生理的予備能が減弱した状態であることから、何らかの**インシデント**によって容易に状態が悪化してしまう。このインシデントには、感染症、基礎疾患の悪化、転倒、骨折などが挙げられる。

- フレイル高齢者における転倒・骨折リスクは非フレイル高齢者と比較して著しく高く、要介護移行率や医療費高騰に影響を及ぼすことがわかっている。そのため、フレイル高齢者に対する転倒予防は、重要な介護予防戦略の一つとなる。

- フレイル高齢者に対して転倒予防を考えた場合、もっとも重要なのは身体機能を高めることであるが、それだけでなく、**認知機能**や**精神機能**への対応も重要である。転倒発生には身体的フレイルのみが強く影響しているような印象があるが、身体的フレイル、心理・精神的フレイルは共に、または、互いに増強し合いながら転倒リスクを高める因子である。

- 近年では、運動介入（身体活動）の効果が、身体機能のみならず認知機能や精神機能へ波及することが明らかとなっており、運動の有する大きな可能性への期待が高まっている。フレイル高齢者に対して身体機能向上を高めるためには、**レジスタンストレーニング**が推奨されるが、認知機能や精神機能向上を目的とした場合には**有酸素運動**の有用性も高い。

- フレイルに対して介入を行い心身機能が向上しても、劣悪な家屋状況であれば転倒の危険性は高いままである。いうまでもなく**住宅改修**は有用な手段であるが、費用や工事期間のことを考慮すれば、すべり止めマットの使用や障害物へのマーキングなど安価で行える工夫も存分に活用すべきである。また、このような改修・工夫といった介入の前に、まずは**整理整頓**が重要であり、特に床面には紙や衣類、その他荷物を置いたままにしないように指導することが重要である。

講義 15

Q15-1
フレイルとは？

佐竹 昭介
（国立研究開発法人国立長寿医療研究センターフレイル研究部フレイル予防医学研究室）

　加齢に伴う心身の衰えは、気力や体力の低下として現れ、生活習慣や病気の影響を受ける。その衰えが一定以上に進行すると、ささいなストレスにさえ自立機能が奪われる危険性が高まる。このような老いに伴う衰弱を、わが国では「老衰」とか「虚弱」と表現してきた。しかし、これらの表現が加齢に伴う不可逆的なニュアンスを含み、積極的な健康維持活動へ悪影響を及ぼすことが懸念されるため、2014年5月、日本老年医学会は、欧米の老年医学分野で「か弱さ」を示す「Frailty」の形容詞「フレイル」を、高齢者の心身の衰えを表現する用語として提唱した。フレイルは、自立機能を維持・改善することがまだ可能な状態と位置づけられており、積極的に健康長寿を推進するための重要な概念である。

▶フレイルとは？

　フレイルは、加齢に伴う心身の衰えが基礎にあり、ささいなストレスが契機となって自立機能を失う危険性の高い状態を表す。このような状態の高齢者は、身体的、精神的、社会的な問題を抱え、適応力や順応性が乏しく、一旦調子を崩すと回復に時間がかかり、元のレベルにまで改善することが困難になりやすい。たとえば、フレイル状態の高齢者が転倒を経験すると、けがが軽傷であっても、転倒恐怖感から活動性の低下や生活範囲の縮小が起こり、ますます移動機能が低下し、心身の衰えを加速させてしまう。そして、近い将来自立機能が障害され、要介護状態となる。あるいは、転倒の危険性があるにもかかわらず、自己の身体能力に見合わない行動をとり再び転倒・骨折し寝たきり状態に至る。このような悪循環を起こしやすいことがフレイル高齢者の大きな問題である。しかし、フレイルは、適切な介入によって自立機能を維持・回復に結び付けることができる可能性も十分にあると考えられている。日本老年医学会は、フレイルを前障害状態として位置づけ、自立機能障害がすでに進んだ障害状態（屋内での生活が障害されている状態）とは区別した概念としている（図1）。ただし、フレイルに障害状態までを含むと考える研究者もあり、その意味する範囲には留意が必要である。

▶代表的なフレイルの診断には、「表現型モデル」と「障害蓄積モデル」がある

　フレイルの診断基準は、現在のところ統一されていない。このため多数の評価法やスクリーニング法が提唱されているが、大きくわけると次の2つの考え方に収束する。一つは、加齢や併存症に伴う生理学的な機能低下が進行することにより現れてくる徴候を評価する方法で、Friedらが提唱する「表現型モデル」である。この方法では、①活動性の低下、②倦怠感・易疲労感、③筋力の低下、④歩行速度の低下、⑤体重減少のうち、3つ以上に該当する場合をフレイル、1つまたは2つに該当する場合をプレフレイル（前フレイル）、いずれにも該当しない場合をロバスト（剛健）と

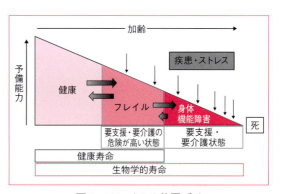

図1　フレイルの位置づけ

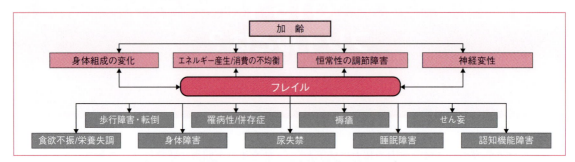

図2　加齢・フレイル・老年症候群の統一モデル

(Ferrucci L, et al. : Clinical problems of aging. Kasper DL, et al. eds : Harrison's Principles of Internal Medicine, 19th ed. McGraw Hill, pp73-85, 2015 より引用)

評価する。Friedらは、この評価法に基づくフレイル高齢者が、明らかに健康障害（転倒、身体機能障害、入所、入院、死亡）をきたしやすいことを縦断調査（Cardiovascular Health Study：CHS）から示した[1]。この評価方法は、その調査名を取ってCHS基準とよばれることもある。またこの評価法は、主に身体機能を重視しているため、身体的フレイルの評価法と捉えられている。

もう一つは、Rockwoodらが提唱する「障害蓄積モデル」で、身体機能、併存症の有無、体格、生活機能、認知機能など、多領域における障害の蓄積が多いことがフレイルの証しである、という考え方に基づく[2]。多領域にわたる総合機能評価（推奨される30項目以上を含む評価）を行い、評価項目数で単純に除した値をFrailty Indexとして表す。そして、その数値が高い（障害が多い）ほど、フレイル状態が重篤化していると捉える方法である。Frailty Indexは、年齢と共に増加し、数値が高いと生命予後も低下するため、歴年齢よりも、より生物学的な年齢を反映する指標であるとも考えられる。

FriedらのCHS基準は、明確かつ簡便な方法であるが、経時的に評価するうえでは細かな変化を捉えることは難しい。一方、Rockwoodらの方法は、診断基準としての明確性はないが、経過を観察するうえでは有用な方法である。このように、これらの代表的な2つのフレイルの捉え方は、互いの長所と短所を補完し合うと考えられる。

▶フレイルは老年症候群を誘発しやすい

高齢者医療では、若壮年者には問題とならないような点（たとえば独居や食生活など）にも配慮が必要となる。これらにかかわる注意すべき問題は、「老年症候群」として捉えられ、高齢者診療に生かすことが提言されている。老年症候群は、高齢者に比較的よくみられる一群の状態をいい、せん妄や失禁、栄養障害、抑うつ気分、認知機能障害、身体機能低下、易転倒性などが代表である。これらの状態は、複数の問題に起因することが多く、その解決は一筋縄では行かない。しかし、放置すれば次第に自立機能が低下し、寝たきり状態に至る危険性を加速させ、生命予後を悪化させる。

フレイルは、それ自体が老年症候群の一つであるが、ささいなトラブルをきっかけに、潜在する機能低下を増悪させ、その他の老年症候群を誘発しやすいことが知られている（図2）[3]。したがって、フレイルを早期に評価して医療介入に生かすことが、高齢者医療には必要不可欠である。

文献

1) Fried LP, et al. ; Cardiovascular Health Study Collaborative Research Group : J Gerontol A Biol Sci Med Sci 56 : M146-156, 2001
2) Rockwood K, et al. : J Gerontol A Biol Sci Med Sci 62 : 722-727, 2007
3) Ferrucci L, et al. : Clinical problems of aging. Kasper DL, et al. eds : Harrison's Principles of Internal Medicine, 19th ed. McGraw Hill, pp73-85, 2015

講義 15

Q15-2
フレイルと転倒との関係は？

荒井　秀典
（国立研究開発法人国立長寿医療研究センター）

▶フレイル高齢者の転倒リスクは高い

　フレイルは身体的要因のみならず、心理・精神的要因、社会的要因が関連する老年症候群である。その概念・診断についてはQ15-1を参照されたい。身体的フレイルについてはサルコペニアが主たる要因であり、サルコペニアにより筋力が衰え、歩行速度が低下し、転倒のリスクが増加する。この関係についてはQ6-3にその関係が詳細に示されているが、フレイル評価のなかで筋力、歩行速度の低下を認める場合にはサルコペニアの診断と栄養・運動介入が必要である。また、転倒恐怖感の有無についても確認が必要である。

　身体的フレイルを示す高齢者がすべてサルコペニアを合併しているわけではないが、身体的フレイルと転倒との関係はメタ解析でも示されており、フレイル、プレフレイル（前フレイル）高齢者における転倒リスクは高いと考えられ、予防・介入が必要である。すなわち表現型モデルであるCardiovascular Health Study（CHS）の診断基準を用いて、体重減少や易疲労感を示す高齢者においては、それらの原因検索（心疾患、呼吸器疾患、貧血などの除外）と共に低栄養の評価が重要である。食事内容に問題がある場合には、栄養指導により適正なカロリー摂取と蛋白質の摂取を指導すべきである。蛋白質の摂取量については1日あたり1.2〜1.5g/kgとする。外出頻度が少ない場合には、後述のような社会的フレイルへの配慮が必要である。

▶多剤併用がフレイルと転倒のリスクを高める

　また、フレイルに影響を及ぼす因子として多剤併用（polypharmacy）がある。内服薬が増えれば増えるほどフレイルのリスクが高くなることが示されており、同時に転倒リスクも高くなる。特に転倒との関連が示されているのが、ベンゾジアゼピン系睡眠薬、抗うつ薬、抗精神病薬、利尿薬などであり、フレイルとの関連が示されているのは抗コリン作用を示す薬剤である。したがって、高齢者においてこれらの薬剤を処方する際には、定期的に効果の評価を行い、継続の可否を判断すべきと考える。Kojimaら[1]によると診療所通院中の高齢者において、5剤以上の薬剤を服用すると有意に転倒発生が多かったことが示されており、フレイル高齢者における不適切処方の見直しは必須である。

▶フレイル高齢者の転倒リスクを評価するためには、認知機能と抑うつに関する評価が必須

　心理・精神的フレイルと転倒との関連も考えられる。すなわち、認知機能低下や抑うつが転倒と関連することが示されており、認知機能低下や抑うつに身体的フレイルが合併することによりさらに転倒リスクが増加することが予想される。したがって、フレイル高齢者においては転倒リスクを評価するためには、認知機能、抑うつに関する評価が必須であり、いずれかの合併がある場合にはその症状に合わせた適切な運動指導が必要である。

▶転倒恐怖感が負のサイクルを招く

　社会的フレイルと転倒との関係については十分なエビデンスが得られていない。社会的フレイルとは独居、経済的困窮などにより社会とのつながりが希薄化し、社会参加が乏しくなることで身体的な衰えの進行が加速され、フレイルとなることを意味している。おそらく社会的フレイルと転倒

との関係を考える場合に、転倒恐怖感についての評価が重要であろう。すなわち、社会的フレイルにより身体機能が衰えると転倒恐怖感が発生し、それによりさらに外出を控えるという負のサイクルである。このような悪循環が進まないよう行政も含めた対応が必要と考えられる。

文献

1) Kojima T, et al.：Geriatr Gerontol Int 12：425-430, 2012

Q15-3
フレイルと転倒予防の対策は？

山田 実
（筑波大学人間系）

▶フレイルには3つの側面がある

　フレイルには、身体的、心理・精神的、社会的という3つの側面があり、それぞれが互いに関連し合いながら状態の悪化を招く。身体的フレイルは運動機能の低下を指すため、ロコモティブシンドロームやサルコペニアを包含する。心理・精神的フレイルには、老年性うつ症状や軽度認知機能障害（mild cognitive impairment：MCI）が含まれ、社会的フレイルは閉じこもりなどを意味する。このようにフレイルには複数の要素が含まれているため、フレイル高齢者の転倒予防を考えるうえでは、身体機能のみならず、心理・精神機能や社会的背景なども考慮する必要がある。

▶フレイルの3つの側面にあわせた転倒予防対策を

　フレイルと転倒との関係は明確であり、フレイルの進行に伴い転倒発生率は高まる。介護予防事業などで用いられることが多い基本チェックリストは、生活機能、運動機能、栄養状態、口腔機能、閉じこもり、認知機能、抑うつの7カテゴリ計25項目で構成される質問紙であり、フレイルの評価にも有用とされている[1]。この基本チェックリストの該当項目数と転倒発生率は、直線的な関係にあり、身体的フレイル（運動機能）のみならず、生活機能低下、低栄養、口腔機能低下、閉じこもり、認知機能低下、抑うつなど種々の老年症候群の保有数増加によって転倒発生率が高まることを示唆している。

　地域社会で展開される介護予防教室や運動グループには、フレイルの改善、ひいては転倒予防に寄与する可能性がある。このような教室型運動介入には、運動機能のみならず認知機能や精神機能、生活機能などの種々の機能を高めることが示唆されており、実際、基本チェックリストの該当項目数は有意に改善することが示されている。

1. 身体的フレイルと転倒

　身体的フレイルと転倒との関連性については、サルコペニアと転倒の部分と重複するため、ここでは割愛する（Q6-3参照）。基本的な考え方としては、運動と栄養の併用療法によって骨格筋の機能を高めることが重要であり、それにより転倒予防の効果が期待される。

2. 心理・精神的フレイルと転倒

　身体機能低下が転倒リスクを高めることはいうまでもない事実であるが、認知機能低下や精神機能低下も転倒のリスク因子となる。認知症において転倒発生率が高まることは周知の事実であり、アルツハイマー型認知症をはじめ、血管性認知症やレビー小体型認知症も転倒リスクが高いとされる[2]。また、MCI者でも転倒リスクが高まることが示唆されており[3]、軽度であっても認知機能低下は転倒リスクを高める因子になるといえる。加えて、必ず認知機能低下を伴うというわけではないが、大脳白質病変はバランス能力や歩行能力と関連性があることが示唆されており、特に広範囲な白質病変が認められる場合には転倒リスクを大きく高めることも示されている。

　抑うつは、転倒リスクを高める因子であるが、転倒恐怖感を高める強力な因子でもある。高齢者において抑うつ症状を有する割合は高く、それが転倒発生および転倒恐怖感を高めるリスク因子となる[4,5]。特に、フレイルでは、転倒恐怖感が虚弱化を促進する引き金となり、転倒恐怖感によって身体活動量が低下することで、さらなる身体機能低下や認知機能低下を招く。このような負の循環が、要介護状態を近づけることから、転倒と転倒恐怖感への介入はフレイル高齢者に対する重要

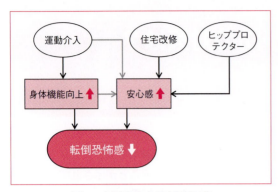

図1　各種介入と転倒恐怖感

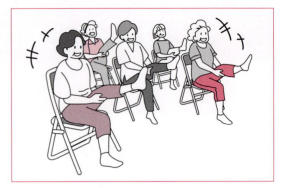

図2　地域社会での自主グループ活動

な戦略となる。

①心理・精神的フレイルへの対策

　心理・精神的フレイルへの介入は転倒を抑制すると期待される。身体活動量と認知症発症との関連性が強固であることから、運動介入による認知機能向上効果が期待されている。近年、種々の報告によって、運動介入による認知機能や精神機能の向上が示唆されている。特に転倒との関連性が強いと考えられる遂行機能の向上効果については、健常高齢者、自覚的認知機能低下者、MCI者、アルツハイマー型認知症者のいずれの対象者に対しても運動介入が有用であることが示唆されている。

②フレイルと転倒恐怖感

　転倒恐怖感は各種フレイルを増悪させる危険因子であり、前述した抑うつ症状以外にも、運動機能低下や転倒経験によって転倒恐怖感は惹起される。そのため、転倒恐怖感への対応を講じる場合には、運動機能のみならず、認知機能や心理面への介入、さらに環境調整など、種々の側面からの多角的な介入が必要となる。実際、運動介入によって転倒恐怖感が改善することが示されているが、それだけでなく住宅改修やヒッププロテクターの装着などによっても改善することが示唆されている[6]。つまり、住宅改修によって転びにくい環境であることを認識させることや、ヒッププロテクターによって仮に転倒しても骨折の危険性が減少することを認識させることなどが心理的安心感につながり、このことが転倒恐怖感を軽減させる（図1）。

3. 社会的フレイルと転倒

　社会的フレイルと転倒との直接的関係については不明である。しかし、社会的フレイルは身体活動量や知的活動量を低下させ、身体的、心理・精神的フレイルを増強させるリスク因子となる。社会的フレイルの具体的対策法については、まだ確立されていないものの、地域社会で展開されている自主グループ活動やサロン活動は、社会的フレイルの予防・改善に有用となる可能性がある（図2）。

文献

1) Satake S, et al. : Geriatr Gerontol Int 16 : 709-715, 2016
2) Allan LM, et al. : PLoS One 4 : e5521, 2009
3) Delbaere K, et al. : Am J Geriatr Psychiatry 20 : 845-853, 2012
4) Grenier S, et al. : Int Psychogeriatr 23 : 1-9, 2014
5) Hoang OT, et al. : J Clin Nurs 26 : 68-76, 2017
6) Zijlstra GA, et al. : J Am Geriatr Soc 55 : 603-615, 2007

巻末資料 1　認定試験過去問チャレンジ

奥泉 宏康（東御市立みまき温泉診療所）

▶ 各設問を読んで、正しい場合には○、間違っている場合には×を丸で囲んでください。

Q1	高齢者の不慮の事故において、転倒・転落死は、交通事故死より多い	○・×
Q2	多職種連携のためには、「専門用語」を用いて議論することが重要である	○・×
Q3	転倒予防の目指すものの一つは、転倒を原因として起こる外傷・障害、寝たきりや要介護状態、死亡事故を低減・予防することである	○・×
Q4	65歳以上の高齢者の3人に1人が、1年間に1回以上転倒する	○・×
Q5	65歳以上の高齢者の転倒の1～2％に大腿骨近位部骨折が発生する	○・×
Q6	介護が必要になる原因として、脳血管疾患、認知症、高齢による衰弱に次いで、骨折・転倒が多い（2013年）	○・×
Q7	大腿骨近位部骨折の主な原因は、高所からの転落である	○・×
Q8	転倒のリスク因子には、本人に起因する「内因性リスク」と環境などの「外因性リスク」がある	○・×
Q9	高齢者の転倒予防にエビデンスのある単一要素のアプローチとしては、運動、家屋評価・改修、精神作動薬漸減などがある	○・×
Q10	転倒による橈骨遠位端骨折は50歳代から増加する	○・×
Q11	大腿骨近位部骨折の約9割に手術治療が行われている	○・×
Q12	大腿骨近位部骨折や脊椎椎体骨折をしても、受傷後の生存率には影響しない	○・×
Q13	骨折リエゾンサービスとは、骨折後に骨粗鬆症を評価し、再骨折予防のために、多職種による薬物治療や運動療法などを継続させていく取り組みである	○・×
Q14	転倒の3次予防とは、転倒した人に対して身体機能の回復・維持に努め、転倒の再発予防に努めることである	○・×
Q15	地域在住高齢者、施設入居高齢者とも、転倒リスクとしては筋力低下による影響が大きい	○・×
Q16	地域在住高齢者に対する転倒リスク評価に基づく多角的介入は、転倒の発生を減少させる	○・×
Q17	Timed Up and Go test（TUG）は、椅子から立ち上がり、3m先の目標をまわって、なるべく早く歩いて戻って、座るという総合的な身体機能の評価方法である	○・×
Q18	適切な転倒リスク評価を行うためには、単一の運動機能測定で十分である	○・×
Q19	運動介入対象者の健康状態や身体機能状態によって、介入のアプローチは異なる	○・×
Q20	地域在住高齢者への運動介入において、太極拳やバランス訓練を含む介入は転倒予防効果がある	○・×
Q21	高齢者の運動指導には、安全で、無理なく楽しく、個人差を配慮して主体的に行うことが求められる	○・×
Q22	進行性核上性麻痺（PSP）は初期から転びやすい	○・×
Q23	パーキンソン病は、すくみ足で小さな段差につまずきやすいが、転倒しにくい神経疾患である	○・×
Q24	脳卒中後遺症患者には、注意力や判断力が低下しているため、転倒の危険性を自覚できないことがある	○・×
Q25	特発性正常圧水頭症は、脳室髄液シャント手術で"治療可能な"転倒関連疾患である	○・×

Q26	糖尿病患者は、糖尿病がない人と比較して1.5～4倍転倒しやすい	○・×
Q27	白内障の初期には、コントラスト低下や霧視などにより段差が見えにくく、つまずいて転倒しやすい	○・×
Q28	前立腺癌に対するホルモン療法では、筋力低下、貧血、骨粗鬆症をきたし、転倒・骨折のリスクが増大する	○・×
Q29	高齢者の夜間頻尿の排尿パターンを観察・評価して、適切な排尿誘導をすることが転倒予防につながる	○・×
Q30	ベンゾジアゼピン系薬剤、抗うつ薬、抗精神病薬、抗けいれん薬は転倒リスクとは関係しない	○・×
Q31	血中の25(OH)D（ビタミンD）濃度が低いと、転倒や骨粗鬆症性骨折が有意に増加する	○・×
Q32	認知機能の障害は転倒と外傷のリスクを高める	○・×
Q33	レビー小体型認知症は、パーキンソニズムを伴うことが多く、転倒しやすくなる	○・×
Q34	不安・焦燥は、転倒を誘発する行動につながりやすい	○・×
Q35	認知症者には、転倒防止のために必ず身体拘束を実施するべきである	○・×
Q36	認知症のBPSDは、転倒につながる危険な行動を誘発する	○・×
Q37	転倒・転落リスクアセスメントは、入院・入所直後と病状やADLが変化したときに評価する	○・×
Q38	転倒予防に対する責任は個人にあり、組織全体の問題ではない	○・×
Q39	病院における転倒・転落による死因の2/3は、骨折によるものである	○・×
Q40	転倒予防のための環境整備としては、ベッド周囲を整理して手の届きやすいところに物を置いたり、床の整備、足下の照明、履物指導などがある	○・×
Q41	判断力障害患者の自力行動中の転倒・転落においては、ベッド柵はけがを増大させる可能性があるので、適応を十分に検討する必要がある	○・×
Q42	病院・施設においては、ヒッププロテクターにより大腿骨近位部骨折を予防することも一つの対策である	○・×
Q43	認知症患者は、大腿骨近位部骨折があっても痛がらないことがあるので、歩行ができていても注意を要する	○・×
Q44	転倒予防チームは多職種で構成され、巡回にて転倒危険因子を抽出し、転倒事例を検討・分析して、定期的に病院内に広く知らせることにより、警鐘を鳴らすなどの活動をする	○・×
Q45	転倒予防教室に協力する多職種からなるスタッフは、ミーティングを重ねて、お互いの職種の理解と目的意識の統一を図ることが重要である	○・×
Q46	転倒予防教室では、運動機能評価することによって、参加者の運動の動機づけと継続意欲を高める	○・×
Q47	転倒の一次予防事業として、地域での運動教室を実施するためには、運動機能測定や地域での運動指導を行うボランティアの育成が重要である	○・×
Q48	転倒予防チームづくりにおいては、「強要しない」、「義務づけない」、「厳格にしない」ことが重要である	○・×
Q49	地域での転倒予防指導者は、スタッフに対して上からの目線でリードし、活動することがポイントである	○・×
Q50	転倒予防活動のボランティアとしてのサポーターは、地域で活動をすることにより、人との交流が楽しくなり、地域に頼られることが生き甲斐となる	○・×

解答と解説はp134へ

巻末資料 2　転倒予防指導士に必要な統計学の基礎知識

上岡 洋晴（東京農業大学大学院農学研究科環境共生学専攻）
奥泉 宏康（東御市立みまき温泉診療所）

　転倒予防の科学的根拠を示すためには、臨床研究や疫学研究の結果が重要である。そうした個々の研究はほとんどの場合、統計学的手法を用いて確率的にそれが正しいことを証明する。本書、あるいは実際の講義においても、転倒予防に関する効果を示す優れた研究の説明があり、そのなかで統計用語が多数登場する。ここでは、特に頻出する用語を概説する。当然ながら統計学のすべてを本書の紙面では説明しきれない。したがって、さらにより詳しく学びたい読者は成書を参考にされたい。

　また、科学的根拠を示すうえで、どのようなタイプの検証方法を用いて結果を導き出すかを「研究デザイン」と称し、大きく「観察研究（介入せずに、人々の普段の生活のなかで発生する疾病や事象をみる）」と、「介入研究（人に何かを曝露してその効果をみる）」の2つがある。

　前者には、横断研究、コホート研究、ケース・コントロールの3つがあり、後者にはランダム化並行群間比較試験やランダム化クロスオーバー試験など、複数存在する。それぞれには長所短所があり、それにより統計の持つ意味も異なるため、詳しくは参考文献の図書を参考にされたい。

▶ 統計学的評価指標

　オッズ比、リスク比、相対リスク、ハザード比、レート比などの評価法がよく用いられる。

　統計学におけるリスクとは、「イベントが起こる確率」であり、相対リスク（Relative Risk：RR、相対危険）は、「要因のある群と要因のない群で、イベントが起こる確率の比」を表し、リスク比（Risk Ratio）、オッズ比（Odds Ratio：OR）、レート比（Rate Ratio）、といった計算方法を用いて評価することができる。疾病（イベント）のあり・なしが、ある要因に曝露していることに関係しているかを考える場合には、下のように示すことができる（表）。

表　曝露と疾病発症との関係とその整理

	疾病（イベント）あり	疾病（イベント）なし	計
曝露（要因）あり	A	B	A+B
曝露（要因）なし	C	D	C+D
計	A＋C	B＋D	Total

① リスク比（相対リスク）は、「要因のある群にイベントが起こる確率（リスク）と、要因のない群にイベントが起こる確率（リスク）の比」である。

　　リスク比＝ {A/（A＋B）} /｛C/（C＋D）｝

　リスク比は、$0 \leq リスク \leq \infty$ となる。

② オッズ比は、「イベントが起こる数（A、C）とイベントが起こらない数（B、D）のそれぞれの比（オッズ）を、要因のある群と要因のない群の比で表した確率（リスク）」である。

　　オッズ比＝（A/B）/（C/D）＝AD/BC

　オッズとは確率の比になるので、$0 \leq オッズ \leq \infty$ となる。

③ コホート研究や介入研究（後述）では、対象集団を全体（母集団）として扱えるのでリスク比も、オッズ比も計算できる。しかし、ケース・コントロールでは対象集団が全体（母集団）を表しているかが不明なのでオッズ比しか計算できない。そこで、それぞれの研究にあった評価比を用いる。

④ しかし、疾病（イベント）が起こる率（A）が低く、0に近い場合には、A+B≒Bとなり、オッズ比はリスク比（相対リスク）とほぼ同じとなる。

　　リスク比＝ {A/（A＋B）} /｛C/（C＋D）｝ ≒（A/B）/（C/D）＝AD/BC＝オッズ比

⑤リスク比やオッズ比は、1より大きくなれば、イベントが起こる確率は大きくなり、1より小さければ、起こる確率が小さくなる。たとえば、1より大きい場合には、「転倒や骨折のリスクが大きくなる」と考えられる。1より低い場合には、たとえば「ビタミンDの転倒予防効果はオッズ比が0.81ならば、全体の1からすれば0.19、すなわち19％ほどの予防効果がある」と評価する。

⑥レート比は、同時に実施される介入研究で（多くは追跡期間は同じであるが）、追跡期間が異なる場合に用いる。たとえば、長生きの集団と寿命が短い集団で認知症になる人数の割合を比較した場合、長生きで高齢の方には認知症者が多くなる。しかし、長生きの集団は追跡期間が長いために認知症が増える可能性がある。そこで、追跡期間を補正して求められた確率（リスク）がレート比になる。

　　レート比＝ {疾病（イベント）のある数（A）／Aの追跡期間の合計} ／
　　　　　　 {疾病（イベント）のない数（B）／Bの追跡期間の合計}

⑦ハザード比（Hazard Ratio: HR）は、ある時点でイベントが発生する確率（リスク）である。ハザード比は、ケース・コントロールにおいて、このハザードを求めるためのハザード関数の比がハザード比になる。たとえば、生存曲線のように、時間の経過と共に死亡や骨折などのイベントが生じる確率（リスク）の計算値（または計算式）を比較する。

▶研究方法

1. システマティックレビュー
質の高い研究を選択的、網羅的に収集し、その全体を評価して総括した研究デザインである。包括的に効果があるかを整理でき、信頼性がもっとも高いとされる。

2. メタアナリシス（メタ分析）
システマティックレビューの統計部分を指し、質の高い複数の研究結果を一つにまとめることである。

3. RCT（Randomized Controlled Trial）：ランダム化比較試験
対象の選択やデータの収集・解析における偏り（バイアス）を最小限に抑えるために、介入の効果をみるための対象をランダムに選択・割り当てて比較する研究方法である。2群以上で、同時に行う「並行群間比較試験」と、介入群とコントロール群を入れ替えて行う「クロスオーバー試験」がある。もっとも信頼性の高い研究デザインであり、ランダム化しない比較介入研究は、バイアスの存在が増加し、信頼性が落ちる。

4. ケース・コントロール
ある疾患（イベント）の患者群と非患者群との間で、ある要因（身体状況、薬剤、環境など）に対する過去の曝露状況を調査して、曝露と疾患の関連を検討する観察研究の一つである。

5. 横断研究
ある一時点における、要因への曝露率や、有病率などを明らかにする観察研究の一つである。さらには、骨密度や体力テストの結果などを年齢ごとに散布図にする方法も横断研究に含まれる。

6. コホート研究
ある集団を複数年にわたり追跡して、曝露の影響を明らかにする研究デザインで、観察研究の一つである。これには、大きく2つのタイプがある。
①前向きコホート研究：罹患や治療の前から対象集団を要因への曝露や治療法でわけておいてから追跡してデータを収集する研究。
②後向きコホート研究：対象集団の既存のデータから、要因や治療法によりわけて検討する研究。

参考文献
i) 折笠秀樹 監訳：臨床研究を正しく評価するには：Dr.ファーバーが教える26のポイント（第2版）．ライフサイエンス出版，2013
ii) 中山健夫，津谷喜一郎 編著：臨床研究と疫学研究のための国際ルール集．ライフサイエンス出版，2008
iii) 中山健夫，津谷喜一郎 編著：臨床研究と疫学研究のための国際ルール集Part 2．ライフサイエンス出版，2016

巻末資料 3　転倒予防のための運動プログラム（リズム手合せ）

北湯口 純（雲南市立身体教育医学研究所うんなん）

　主に地域在住高齢者の転倒予防を目的とした運動介入では、安全性や効果（エビデンス）はもとより、運動実践をより促すためには「無理なく、楽しく」行える内容提供も必要である。ここでは、レクリエーションでしばしば用いられる「リズム手合せ」を例に、実際の進め方や転倒予防としての工夫例を紹介する。

▶「リズム手合せ」の手順

　最初の段階として「両手を前に伸ばす」「両手で太ももを叩く」「胸の前で拍手する」の3つの動作を覚える。次に、2人組になって以下の動作を連続して行う（図）。

①向かい合う。
②最初の1拍目で相手と両手を合わせる
③次の1拍で、自分の太もも（膝）を叩く。
④次の1拍で、胸の前で拍手
⑤次の1拍で、上記②と同じ姿勢になる
⑥上記②→③→④→②→③…を「イチ、ニッ、サン」などの声にあわせて繰り返す

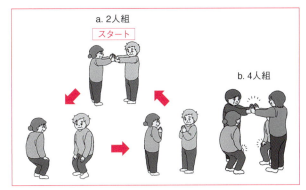

図　リズム手合せの動作
（イラスト：錦織菜々子）

　続いて、⑥の声かけを3拍子の童謡（「ぞうさん」「故郷（ふるさと）」「こいのぼり」「海」など、季節に応じて変化させるのもよい）に置き換え、参加者自身で歌いながらリズミカルに手合せを行う。単純な手合せに「歌う」という条件が付加されることで、複数課題運動となる。また、繰り返し行う膝の屈伸動作は、バランス訓練のポイント「体重負荷が十分にかかる（立位での）持久運動」「垂直方向（上下）への振幅運動」を含む運動にもなっている（Q14-1 参照）。

　次に、4人組となって2つのペアが交差するように向かい合う。一方のペアが動作の順番を1つずらして行うことで（太ももを叩く→拍手→両手合わせ）、2つのペアが交錯せずにリズム手合せを行うことができる。なお、この運動は3拍子のため、最大6人組で行うことも可能である。

▶運動プログラム（単体）の段階的な組み立てのすすめ

　運動を組み立てる際には、人数や年齢層などの集団特性を考慮し「相手に合わせること」、段階を踏ませるように「内容を分解すること」、単純明快な言葉がけで「シンプルに指示すること」を心がけることが重要である。特に、内容を分解して簡単にすると、その運動をできる人が増え、何度か繰り返すことで運動量も増え、その結果、進行に「流れ」が生まれて多くの参加者が楽しく達成感を味わいながら運動に参加できる、という利点が生まれる。

参考文献
i) 日本レクリエーション協会：コミュニケーション・ワーク．1996
ii) 斎藤道雄：身近な道具でらくらく介護予防　50のアイディア・ゲーム．かもがわ出版，2005

▶認定試験過去問チャレンジ　解答と解説

[解答]

Q1 ◯、Q2 ×、Q3 ◯、Q4 ◯、Q5 ◯、Q6 ◯、Q7 ×、Q8 ◯、Q9 ◯、Q10 ◯、Q11 ◯、
Q12 ×、Q13 ◯、Q14 ◯、Q15 ◯、Q16 ◯、Q17 ◯、Q18 ×、Q19 ◯、Q20 ◯、Q21 ◯、
Q22 ◯、Q23 ×、Q24 ◯、Q25 ◯、Q26 ◯、Q27 ◯、Q28 ◯、Q29 ◯、Q30 ×、Q31 ◯、
Q32 ◯、Q33 ◯、Q34 ◯、Q35 ×、Q36 ◯、Q37 ◯、Q38 ×、Q39 ×、Q40 ◯、Q41 ◯、
Q42 ◯、Q43 ◯、Q44 ◯、Q45 ◯、Q46 ◯、Q47 ◯、Q48 ◯、Q49 ×、Q50 ◯

[解説]

Q2　多職種が共同して、転倒予防を実現するためには、それぞれの専門分野を超えて、共通意識を保たねばならない。したがって、専門用語でなく、「共通言語」を持つことが重要である。

Q7　大腿骨近位部骨折は歩行時や移動時に同一平面上で転倒して、大転子部を打撲することで生じることが多い。

Q12　大腿骨近位部骨折の生存率は、特に、受傷後1年目に大きく低下する。

Q18　転倒リスク評価を行うためには、質問票と身体機能測定によるリスク評価を組み合わせて、総合的に評価する必要がある。

Q23　パーキンソン病は、すくみ足で小さな段差につまずきやすいので、転倒しやすい神経疾患である。

Q30　ベンゾジアゼピン系薬剤、抗うつ薬、抗精神病薬、抗けいれん薬は、筋弛緩作用があり、転倒に関連する。

Q35　認知症者だからといって、転倒防止のために身体拘束を実施すると、不安や不穏が強くなり、転倒リスクが増加することがある。したがって、事例によって適応を検討し、実施せねばならない。

Q38　転倒予防は、個人の責任だけで対応できる問題ではなく、組織全体の意識を高め、転倒事例を蓄積、分析して、取り組まねば達成できない。

Q39　病院における転倒・転落による死因の2/3は外傷性頭蓋内出血によるものであり、骨折、特に大腿骨近位部骨折は、障害残存の可能性が高い疾患の38%を占める。

Q49　地域社会での転倒予防指導者は、地域社会での運動を開始するためにリードする必要はあるが、活動の際にはスタッフ全員が同じ高さの目線で討論し、実践していくことが重要である。

巻末資料 4 転倒予防指導のためのオススメ書籍

山田 有希子（JCHO東京新宿メディカルセンター図書室）

▶転倒予防指導士、医療・介護スタッフ向け

転倒予防 転ばぬ先の杖と知恵（岩波新書 新赤版1433）
著：武藤芳照
岩波書店（2013年06月）
新書判、192頁
本体価格：700円＋税

　日本転倒予防学会理事長の武藤芳照氏によるお言葉の数々。あたたかく包み込んでくれるようなメッセージが込められている。20年にわたる転倒予防の歴史と発展を感じることができる。この本に込められている理念がもととなり、日本転倒予防学会ができあがったといっても過言ではない。これから転倒予防を勉強したい人への入門書としておすすめである。

転倒予防白書 2016
監修：日本転倒予防学会　編集：武藤芳照／鈴木みずえ／原田　敦
日本医事新報社（2016年10月）
B5判、272頁
本体価格：4,500円＋税

　44名もの転倒予防のプロが執筆をした、まさに現段階での転倒予防の最新の知識とデータが整理された本である。バラバラに得られた転倒予防の知識が、この本を読むことで体系化されることであろう。白書の名のとおり統計データもふんだんに掲載されているので、参考書としてぴったりである。フレイル、地域包括ケアと転倒にかかわる最新キーワードの解説もある。

転倒予防医学百科
編著：武藤芳照
日本医事新報社（2008年08月）
B5判、354頁
本体価格：5,200円＋税

　転倒予防の学習を深めていく際に必要な、疾患と転倒予防について系統的にまとめられている参考書である。理論編は転倒予防指導士認定試験に出題がある脳卒中、パーキンソン病、泌尿器科疾患などについてまとめられている。実践編は、病院や地域で転倒予防活動を始めたい方は必読である。実例と共に、健脚度、転倒予防自己効力感、QOL評価、栄養管理、住環境、杖などについての指導方法も細かく解説されている。資料編では日本転倒予防学会の前身である転倒予防医学研究会の歴史がわかる。

多職種で取り組む転倒予防チームはこう作る！
監修：日本転倒予防学会　編著：武藤芳照／鈴木みずえ／饗場郁子
新興医学出版社（2016年10月）
B5判、144頁
本体価格：3,500円＋税

　人を大切にして、転倒予防チームをつくり上げていくノウハウがたくさん詰まっている。各専門職（医

師、看護師、保健師、老人看護専門看護師、認知症看護認定看護師、理学療法士、薬剤師、健康運動指導士）の視点と役割をここまで明確にしている本はなかなかない。専門職の強みを生かし、地域、病院、高齢者施設において、Don'tではなくLet'sでチームをつくり上げてきた編著者の心意気が感じられる。

認知症者の転倒予防とリスクマネジメント 第2版　病院・施設・在宅でのケア
監修：日本転倒予防学会　編著者：武藤芳照／鈴木みずえ
日本医事新報社（2014年10月）
B5判、360頁
本体価格：4,600円＋税

　転倒予防を専門とする方、認知症を専門とする方、どちらも必読の書である。認知症のことがわかりやすく記載されているので、転倒予防をしていくうえで避けられない認知症高齢者の基礎知識が得られる。認知症者の転倒についての実態と特徴、リスクマネジメント、薬剤などの最新情報などがまとめられている。Q&Aで探したい項目がすぐみつかり、法的責任や無過失補償制度についての現況も解説されている。

▶患者・家族、一般者向け

　かるたと川柳を用いれば、老若男女を問わず誰でも転倒予防を理解しやすい。転倒予防教室や講習会で参加者の心をつかめるため、導入部分にお勧めである。

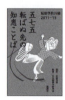
五七五転ばぬ先の知恵ことば　転倒予防川柳2011-15
選評：武藤芳照　監修：日本転倒予防学会
論創社（2016年10月）
B6変型判、176頁
本体価格：1,400円＋税

　2015年に大賞を受賞した「滑り止め　つけておきたい　口と足」の選評には、「つい口を滑らせて、一瞬にして人生の転倒・転落を起こさないために、口にも滑り止めを」とあり、自分も気をつけなければと身につまされる。ほかの句も、ひとつのドラマになるようなストーリーが思い浮かぶものも多く、心に残る。

転倒予防いろはかるた　塗り絵＋川柳づくり＋かるた取りで転倒予防の知識が自然と身につく
企画・監修：転倒予防医学研究会　世話人代表：武藤芳照
日本看護協会出版会（2012年10月）
A6判、50枚・16頁
本体価格：2,000円＋税

転倒予防指導士認定試験にかるたの穴あき問題はでないが、読者はおわかりになるだろうか？
　　「 めくれてる　○○○○　あぶない　転ぶもと 」
　　「 ○○○○は　ビタミンDの製造器　骨は丈夫に　筋肉しっかり 」
答えはぜひ本書でご確認を。

巻末資料 5 転倒予防指導士にかかわる規則と手引き

甲斐 美和子（日本転倒予防学会事務局）
髙橋 いずみ（日本転倒予防学会事務局）

　日本転倒予防学会では、2015年10月より、「日本転倒予防学会認定 転倒予防指導士制度規則/細則」が制定・施行され、「転倒予防指導士」にかかわる事業に関しては、主に、教育研修委員会が執り行っている（規則第3条）。

　本規則/細則の全文は、本学会ホームページ（http://www.tentouyobou.jp/instructor/7.html）に掲載しているが、以下に、「転倒予防指導士」取得のための概略を示す。

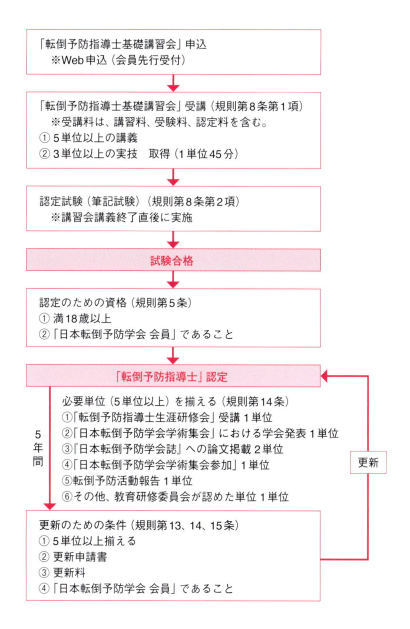

あとがき

　本書は、転倒予防医学研究会主催による2005年から18回の「転倒予防指導者養成講座」と日本転倒予防学会主催による2015年から5回の「転倒予防指導士基礎講習会」に参加・協力していただいた講師やスタッフの方々の協力によって、完成しました。12年という歳月を経て集結した本書の執筆者らは、多様な現場で日々対象者に向き合い、試行錯誤しながら転倒予防に取り組んできた実践的研究者です。転倒予防指導士に求められる知識と情報を整理し、重要な項目を限られた紙面でわかりやすくまとめていただいた執筆者の方々に感謝申し上げます。

　学習にあたって、最初から順に読み進めても、興味ある項目から学習しても、それぞれの章で独立して理解できるように編集してあります。また、各章の章頭には学習のポイントがまとめられてありますので、学習の目安としてご利用ください。本書は、転倒予防の基礎的な知識を広く、わかりやすく紹介することに重点をおいていますので、さらに詳しい転倒予防の知識や情報を得たい場合には、巻末の転倒予防に関連する参考図書をご利用ください。テキストブックよりも詳細なデータや、実際に、病院や地域社会で実践していくための事例が紹介されています。

　転倒予防に関しての最新情報や実践活動を知りたい場合は、年2回の「転倒予防指導士基礎講習会」にぜひご参加ください。書籍では得難い「顔のみえる多職種連携」の実際を体験することは、職場や実践活動の場で役立つ経験になると思います。また、転倒予防指導士の認定試験を検討している方は、巻末に掲載してある認定試験の過去問題に挑戦してみてください。基本的には、自動車運転免許試験と同じように○×問題になっていますので、知識の確認になります。

　また、本書は医療の専門職だけでなく、転倒予防に興味を持ち、転倒予防を広げていこうという意欲のある地域社会での健康づくり、介護予防を実践している方々、そして一般の方々にもわかりやすいように編集しました。「転倒予防」が身近な問題、茶飲み話の一つとして語られるようになれば幸いです。まず、目の合った隣の人から転倒予防について語りかけていきましょう！　小さな一歩から大きな波へと広がって、日本全国、いや、世界中に転倒予防サポーターが増えていくことを切に願っております。

　本書が、読者の方々にとって転倒予防の歩を進める後押しとなり、この社会から一つでも多くの転倒が減っていくこと、そして一人でも多くの方が健やかに暮らせる社会の実現へと結びついていくことを心から祈念しております。

　　2017年6月

奥泉　宏康・北湯口　純

索　引

●数字

10m歩行速度（あるいは歩行時間）	34
1次予防	31
2次予防	31
3次予防	31
5W1H	112

●欧文

A
ADL障害 ……………………………………… 29, 30

B
BPSD（認知症の行動・心理症状） …………… 64

C
CHS基準 ……………………………………… 124

D
DESH …………………………………………… 46

F
fall ……………………………………………… 15
Frailty Index ………………………………… 124
Functional Balance Scale（FBS）………… 31, 34
Functional Reach test（FR）……………… 31, 34

K
KYT ……………………………………………… 74

L
LPシャント …………………………………… 46

M
Morse Fall Scale …………………………… 31, 33

P
PDCA …………………………………………… 14
post-fall syndrome（転倒後症候群）………… 15

Q
QOL …………………………………………… 29, 30

S
SHELモデル …………………………………… 72
STRATIFY ………………………………… 31, 33

T
Timed Up and Go test（TUG）…………… 31, 34

V
VPシャント …………………………………… 46

●和文

あ
アクシデント ……………………………… 69, 72
アセスメントシート …………………………… 70
アセスメントツール …………………………… 67
アフォード（誘発）……………………………… 85
アラーム ………………………………………… 85
安全対策 ……………………………………… 112

い
意識障害 ………………………………………… 87
易転倒性 ………………………………………… 46
移動手段 ………………………………………… 96
医療・看護側要因 ……………………………… 81
医療水準 ………………………………………… 91
インシデント ……………………………… 69, 72
インシデント・アクシデント報告 …………… 72
インシデント・アクシデント報告書 ………… 69

う
運動あそび …………………………………… 117
運動介入 ………………………………………… 15
運動機能の測定 ………………………………… 31
運動機能評価の意義 …………………………… 31
運動療法 …………………………………… 37, 41

え
栄養サポート …………………………………… 49

お
屋内環境 ……………………………………… 100
オステオサルコペニア ………………………… 63
オッズ比 ……………………………………… 131
オレキシン受容体拮抗薬 ……………………… 55

か
介護施設入居者 ……………………………… 115
介護保険施設 …………………………………… 94
介護予防 ……………………………………… 101
外傷の予後 ……………………………………… 29
外的要因 ………………………………… 17, 20, 98
家屋環境 ………………………………………… 17
家屋調査 ………………………………………… 20
家族のサポート ………………………………… 83
活性型ビタミンD（エルデカルシトール）… 57, 61
活動 ……………………………………………… 36
活動量 …………………………………………… 39
環境整備 ………………………… 85, 107, 108, 110
環境の変化 ……………………………………… 67

環境評価	107, 108
看護師介入下の転倒・転落	80
患者側要因	81

き

危険ストーリー	74
危険レベルの認知	75
基礎4ラウンド法	74
気づきの訓練	74
気づく力	13
機能レベル	98
嗅覚消失	87
急性硬膜下血腫	27
共通言語	11
筋骨格系の障害	60
筋蛋白合成	62
筋蛋白分解	62
筋力	41, 125
筋力（握力）	57
筋力増強	20, 36, 38
筋力低下	31, 48, 98, 99

け

頸部骨折	22, 25
血清25 (OH) D	57, 58, 60
血清アルブミン濃度	58
健康寿命	10, 19
見当識障害	66

こ

高血糖	48
恒常性維持機能の低下（生理学的機能低下）	94
向精神薬	20
行動科学	40
高齢者	52, 53
股関節MRI	90
国民栄養調査	60
骨折ドミノ	23
骨折の連鎖	23
骨粗鬆症	63, 103
骨粗鬆症治療	105
骨粗鬆症リエゾンサービス (OLS)	104
骨転移	50
コンプライアンス	115

さ

座位行動	39
再骨折予防手帳	105
避けられない転倒	13
サルコペニア	57, 58, 62, 125

し

紫外線照射	60
視覚障害	17, 20
視空間障害	66
自主グループ活動	128
施設入居高齢者の転倒リスク	32
施設入居リスク	58
施設入居者	96
失行・失認	65
死亡率	29
死亡率の増加	58
社会的フレイル	125, 128
柔軟性	41
住人	107, 108
障害残存	78
障害蓄積モデル	124
障害物	107, 109, 110, 111
衝撃緩和策	82
照明	107, 109, 110, 111
上腕骨近位端骨折	22, 26
自力行動中の転倒・転落	79
自力排泄行動中の転倒・転落	79
事例検討会	12
神経疾患	44
進行性核上性麻痺	44
身体活動	39
身体機能レベル	120
身体拘束	64, 66, 92
身体的フレイル	122, 127
身体的変化	67
信頼性	69, 113
心理・精神的フレイル	122, 127

す

睡眠薬	52, 53, 55
ステッピング運動	121

せ

生活機能障害	95
整理整頓	100
脊椎椎体骨折	25
脆弱性骨折	23, 103, 105
センサーのベッド内臓型	86
せん妄	56, 64
前立腺癌	50
前立腺肥大症	50

そ

相対リスク	131
損傷レベル	78

た

- 太極拳 ……………………… 36, 41, 117, 118
- 大腿骨近位部骨折 …… 10, 17, 19, 22, 23, 25, 103, 115
- 大腿骨近位部骨折の症状 ……………… 89
- 大腿骨近位部骨折の診断 ……………… 89
- 多角的な評価とその評価に基づく介入 …… 31
- 多剤併用 ………………………… 52, 53, 125
- 多焦点眼鏡 ………………………………… 20
- 多職種で連携 …………………………… 104
- 多職種の視点 …………………………… 68
- 多職種連携 ………………………………… 8
- 妥当性 …………………………………… 69
- 蛋白質（特に動物性蛋白質）の摂取 …… 57, 58

ち

- 地域在住高齢者 ………………………… 115
- 地域在住高齢者の転倒リスク …………… 32
- 地域社会 ………………………………… 101
- 地域でのリエゾンロコモ予防 ………… 103
- 地域包括ケア …………………………… 102
- 注意義務 ………………………………… 91
- 注意力の障害 …………………………… 65
- 中核症状（認知機能障害）……………… 64
- 超高齢社会 ……………………………… 9, 10

つ

- 椎体骨折 ………………………………… 22, 25

て

- 低栄養 …………………………………… 58
- 低栄養状態 ……………………………… 57
- 低血糖 …………………………………… 48
- 転子部骨折 ……………………………… 22, 25
- 転倒 ……………………… 29, 48, 52, 53, 96
- 転倒アセスメントツール ……………… 31, 33
- 転倒関連因子 …………………………… 95
- 転倒恐怖感 ……………………… 17, 63, 128
- 転倒後症候群 …………………… 10, 18, 63
- 転倒事故 ………………………………… 83
- 転倒スコア ……………………………… 31, 33
- 転倒・転落アセスメントシート ……… 70
- 転倒・転落危険度チェック用紙 ……… 83
- 転倒・転落死 ……………………… 8, 9, 10
- 転倒・転落事故防止対策を4つのプロセス … 86
- 転倒・転落・墜落 ……………… 8, 11, 12
- 転倒・転落による損傷発生率 ………… 77
- 転倒・転落の発生要因 ………………… 81
- 転倒・転落発生率 ……………………… 77
- 転倒・転落予防 ………………………… 104
- 転倒・転落リスクアセスメント ……… 69
- 転倒による頭部外傷 …………………… 27
- 転倒発生 ………………………………… 57
- 転倒発生場所 …………………………… 99
- 転倒発生率 ……………………………… 99
- 転倒予測アセスメントツール改訂版 … 70
- 転倒予防医学研究会 …………………… 15
- 転倒予防学 ……………………………… 16
- 転倒予防グッズ ………………………… 112
- 転倒予防グッズ選び …………………… 112
- 転倒予防指導士 ………………………… 16
- 転倒予防川柳 …………………………… 16
- 転倒予防対策 …………………………… 97
- 転倒予防対策説明シート ……………… 84
- 転倒予防体操 …………………………… 117
- 転倒予防の日 …………………………… 16
- 転倒予防方法 …………………………… 84
- 転倒リスク ………………… 14, 32, 52, 53
- 転倒リスクアセスメントツール ……… 13
- 転倒リスクアセスメントと介入のアルゴリズム … 70
- 転倒リスク因子 ………………………… 20
- 転倒リスクの質問紙評価法 …………… 31
- 転倒のリスク要因 ……………………… 12
- 転落事故 ………………………………… 91

と

- 頭蓋骨骨折 ……………………………… 28
- 動機づけ ………………………………… 119
- 瞳孔不同 ………………………………… 87
- 橈骨遠位端骨折 ………………… 22, 23, 26
- 糖尿病合併症 …………………………… 48
- 頭部外傷 ………………………………… 87
- 頭部外傷フローチャート ……………… 88
- 特発性正常圧水頭症（iNPH）………… 46

な

- 内的要因 ……………………… 17, 20, 98
- なぜなぜ分析 …………………………… 72
- 難易度 …………………………………… 38

に

- 二次骨折予防 …………………………… 105
- 二重課題 ………………………………… 120
- 二重課題処理能力低下 ………………… 98
- 二重課題トレーニング ………………… 120
- 二重（複数）課題 ……………………… 117
- 日常活動度 ……………………………… 39
- 日光照射（紫外線暴露）………………… 57
- 入院オリエンテーション ……………… 83
- 認知症 …………………………………… 82
- 認知症高齢者のニーズ ………………… 68
- 認知症の行動・心理症状（BPSD）…… 65
- 認知症の特徴 …………………………… 67

の

脳挫傷	27
脳卒中	45

は

パーキンソニズム	66
パーキンソン病	44, 66
廃用症候群	64
ハイリスク・アプローチ	101
白内障手術	20
ハザード比	131
バランス運動	20, 36, 38
バランス機能	41
バランス訓練	118
バランス能力（開眼片脚立位時間）	57
バランス能力低下	98
バランス能力の低下	48
バルーン椎体形成術（BKP）	22
判断力障害患者の転倒・転落	79

ひ

ビタミン D	17, 20
ビタミン D 摂取基準	60
ビタミン類（特にビタミン D）	57
ビタミン類（特にビタミン D）の摂取	58
ヒッププロテクター	115
非ベンゾジアゼピン系睡眠薬	55
ヒヤリハット	72
ヒヤリハット事例	79
病院における転倒・転落	79
表現型モデル	123

ふ

複合介入	99
複合的な運動	41
複合的な運動要素	117
不慮の事故	18
フレイル	58, 65, 120, 122, 123, 125, 127
フレイル・サイクル	95
紛争	14

へ

平均寿命	9
ベンゾジアゼピン系睡眠薬	55

ほ

歩行速度	31, 57, 125
歩行能力	59
ポピュレーション・アプローチ	98, 101
ホルモン療法	50
本人の潜在的ニーズ	64

ま

末梢神経障害	45
慢性硬膜下血腫	28

み

見守る目	13

む

無作為化比較試験	15

め

メラトニン受容体作動薬	55

や

夜間の排泄行動	82
夜間頻尿	50

ゆ

有酸素性作業能力	41

よ

要因分析	12
要介護状態	17
要介護の原因	8, 10
予見義務と注意義務	31, 34

り

リエゾンサービス	105
離床センサー	82
リスク感性	13
リスク管理	13
リスク比	131
リスク分析	13
リスクマネジメント	13, 14
リスク要因	13, 14
リズム体操	118
リズム手合せ	133
リハビリテーション病棟	18
臨床椎体骨折	25

れ

レート比	131
レジスタンス運動	49
レジスタンストレーニング	63
レビー小体型認知症	65

ろ

老年症候群	124
ロコモチャレンジ	103
ロバスト	120

▶編者プロフィール

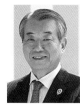

武藤　芳照 (Yoshiteru Mutoh)

[略歴]
- 1975年　名古屋大学医学部卒業
- 1980年　名古屋大学大学院医学研究科修了、東京厚生年金病院整形外科医長
- 1993年　東京大学教育学部教授
- 1995年　東京大学大学院教授
- 2009年　東京大学大学院教育学研究科研究科長・教育学部長
- 2011年　東京大学理事・副学長
- 2012年　東京大学名誉教授
- 2013年　日体大総合研究所所長
- 2014年　日本体育大学保健医療学部教授、日本転倒予防学会理事長
- 2016年　日本体育大学特別招聘教授
- 2017年　一般社団法人スポーツ・コンプライアンス教育振興機構理事長

[専門]
医学博士。スポーツ医学、身体教育学など。公益財団法人日本体育協会公認スポーツドクター、日本医師会認定健康スポーツ医。

[主な著書]
『転倒予防医学百科』（編集・日本医事新報社　2008）、『認知症者の転倒予防とリスクマネジメント―病院・施設・在宅でのケア』（編著・日本医事新報社　2011）、『運動療法ガイド＜第5版＞』（監修・日本医事新報社　2012）、『これだけは知っておきたい「転倒予防の心がけ」』（LLPブックエンド　2012）、『転倒予防―転ばぬ先の杖と知恵』（岩波書店　2013）、『いくつになっても「転ばない」5つの習慣』（青春出版社　2013）、『「転ばぬ体操」で100歳まで動ける！』（監修・主婦の友社　2014）、『転倒予防白書2016』（編著・日本医事新報社　2016）、『多職種で取り組む転倒予防チームはこう作る！』（編著・新興医学出版社　2016）、『五七五 転ばぬ先の知恵ことば　転倒予防川柳2011-15』（選評・論創社　2016）　ほか多数

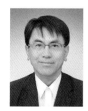

奥泉　宏康 (Hiroyasu Okuizumi)

[略歴]
- 1986年　名古屋大学医学部卒業
- 1999年　名古屋大学医学研究科医学博士取得
- 1999年　東京厚生年金病院
- 2001年　ミシガン大学工学部バイオメカニクス研究室
- 2002年　東京厚生年金病院整形外科医長
- 2004年　国立長寿医療センター骨粗鬆症科医長
- 2008年　長野県東御市立みまき温泉診療所所長

[専門]
医学博士。転倒予防、骨粗鬆症、脊椎外科、バイオメカニクスなど。日本整形外科学会認定専門医、日本整形外科学会認定脊椎脊髄病医、日本リハビリテーション医学会認定臨床医、日本医師会認定産業医、日本医師会認定健康スポーツ医。

[主な著書]
『転倒予防医学百科』（共著・日本医事新報社　2008）、『ここまでできる 高齢者の転倒予防』（共著・日本看護協会出版会　2010）、『認知症者の転倒予防とリスクマネジメント―病院・施設・在宅でのケア＜第2版＞』（共著・日本医事新報社　2014）、『大腿骨近位部骨折ゼロを目指す治療・予防戦略～多職種連携による取り組み～』（共著・医薬ジャーナル社　2015）、『転倒予防白書2016』（共著・日本医事新報社　2016）、『多職種で取り組む転倒予防チームはこう作る！』（共著・新興医学出版社　2016）　ほか

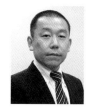

北湯口　純 (Jun Kitayuguchi)

[略歴]
- 2001年　国際武道大学体育学部卒業
- 2003年　国際武道大学大学院武道・スポーツ研究科修士課程修了
- 2003年　国際武道大学体育学部体育学科期限付助手
- 2005年　国際武道大学大学院研究生
- 2006年　島根県雲南市立身体教育医学研究所うんなん主任研究員（現在に至る）
- 2016年　東京農業大学大学院農学研究科環境共生学専攻博士課程修了

[専門]
健康運動指導士、武道・スポーツ学修士、環境共生学博士、日本体力医学会評議員。

[主な著書]
『転倒予防医学百科』（共著・日本医事新報社　2008）、『大腿骨近位部骨折ゼロを目指す治療・予防戦略～多職種連携による取り組み～』（共著・医薬ジャーナル社　2015）、『転倒予防白書2016』（共著・日本医事新報社　2016）、『多職種で取り組む転倒予防チームはこう作る！』（共著・新興医学出版社　2016）、『機能性表示食品 適正な研究レビューのための必携マニュアル』（共著・ライフサイエンス出版　2016）　ほか
2005年日本トレーニング科学会研究賞、2006年転倒予防医学研究会学術部門大賞、2014年日本運動疫学会最優秀発表賞

© 2017　　　　　　　　　　　　　　　　　第 1 版発行　2017 年 7 月 31 日

日本転倒予防学会認定
転倒予防指導士 公式テキスト Q&A

（定価はカバーに表示してあります）

監　修	日本転倒予防学会
編　著	武　藤　　芳　照
	奥　泉　　宏　康
	北　湯　口　　純

検印省略

発行者　　林　　　峰　子
発行所　　株式会社 新興医学出版社
〒113-0033　東京都文京区本郷 6 丁目 26 番 8 号
電話　03（3816）2853　　FAX　03（3816）2895

印刷　株式会社 藤美社　　ISBN978-4-88002-773-9　　郵便振替　00120-8-191625

・本書の複製権・翻訳権・上映権・譲渡権・公衆送信権（送信可能化権を含む）は株式会社新興医学出版社が保有します。
・本書を無断で複製する行為（コピー、スキャン、デジタルデータ化など）は、著作権法上での限られた例外（「私的使用のための複製」など）を除き禁じられています。研究活動、診療を含み業務上使用する目的で上記の行為を行うことは大学、病院、企業などにおける内部的な利用であっても、私的使用には該当せず、違法です。また、私的使用のためであっても、代行業者等の第三者に依頼して上記の行為を行うことは違法となります。
・JCOPY〈出版者著作権管理機構 委託出版物〉
本書の無断複製は著作権法上での例外を除き禁じられています。複製される場合は、そのつど事前に、出版者著作権管理機構（電話 03-3513-6969、FAX 03-3513-6979、e-mail：info@jcopy.or.jp）の許諾を得てください。